我走出来了，你也可以——

# 抑郁症自治

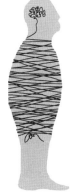

郭国旗——著

河南科学技术出版社
· 郑州 ·

U0128677

图书在版编目 (CIP) 数据

我走出来了，你也可以 : 抑郁症自治 / 郭国旗著 .— 郑州 : 河南科学技术出版社 , 2023.6
ISBN 978-7-5725-1218-6

Ⅰ . ①我… Ⅱ . ①郭… Ⅲ . ①抑郁症—治疗 Ⅳ . ① R749.405

中国国家版本馆 CIP 数据核字 (2023) 第 089299 号

出版发行：河南科学技术出版社
地　　址：郑州市郑东新区祥盛街 27 号　邮编：450016
电　　话：（0371）65788613　65788601
网　　址：www.hnstp.cn
责任编辑：仝广娜
责任校对：耿宝文
整体设计：李小健
责任印制：张艳芳
印　　刷：河南博雅彩印有限公司
经　　销：全国新华书店
开　　本：720mm×1020mm　1/16　印张：17　字数：221 千字
版　　次：2023 年 6 月第 1 版　2023 年 6 月第 1 次印刷
定　　价：69.00 元

# 前言

不知何时起，你成了自己的囚徒，在抑郁的地牢里哀嚎！

醒醒吧，人生不过百年的光景，你不愿意见见天日吗？

我撰写这本书，只为一个目的——在抑郁笼罩的灰暗天空中撕开一道缝隙，让光亮重新照进你的生活！

本书献给那些不甘于被世俗、传统、亲情等束缚，努力挣扎着要找回自我，渴望活出精彩人生的灵魂们，而抑郁恰是一个转折点，一声惊雷，一场暴雨，促你觉醒。

鲜花铺就的往往是通向地狱之路，而天堂，在一道少有人前往的窄门之后。黑暗的地方有一段你必经的路途，你却向着光亮处狂奔，势必陷入抑郁的沼泽中，你不得不拿出宝贵的生命来换取暂时的平衡和长久的挣扎！

如何走出沼泽地，你需要一张立体的地图。

你自己很清楚，仅靠无限的想象、盲目的挣扎、医生的药方，很难真正挣脱出来。你必须重新定位，找准前进的方向，穿过迷雾，攀越悬崖，才可能获得新生，在痛苦中实现蝶变。

成为你心目中的自己，这是你割舍不掉的使命，也是你此生必须完成的使命，否则将终身与抑郁为伴。

过去的你一直嫌弃着现实的混浊，然而生命的营养正来源于现实的土壤，你必须与现实和解。

　　过去的你执着地漂浮于人性之上，然而你只有接纳生而为人的人性，才能超越人性。

　　过去的你善于自欺，然而你骗了世界却骗不了自己，更无法对自己的灵魂说谎！你必须成为真正的自己。

　　过去的你渴盼着深层的关系，却没有能力去触碰另一个人的灵魂，只能孤独地与自己的影子做伴。你只有真正懂自己、爱他人，才能拥有亲密关系。

　　本书中的故事是你最真实的写照，只要你跟随同行，就一定能从抑郁中挣脱出来，承受住有价值的痛苦，蝶变成那个优秀的你。

　　你终将在抑郁中蝶变，成就自己的人生。

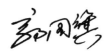

# 目录

## 回顾

走出家门，我脸上习惯性地硬挤出一丝丝微笑。看着外面曾经非常熟悉的一切，感到的是初次相见似的陌生，满眼是毫无生机的灰蒙蒙一片。已经病休快一年了，情绪上反反复复，没有太大的起色，反而感到灵魂一直在不断向下坠落。为了不让亲人们过度担心，我总是苦撑着、煎熬着、微笑着，故作轻松态。

对于我来说，结束生命应该是最好的出路。

我的心灵上长期背负着三重大山：自身无法化解的痛苦、亲人不能理解的痛苦、害怕亲人接受不了我自杀真相的痛苦。这令我苦不堪言。唉！我不得不考虑如何才能死得自然些，就像发生了一场无法避免的事故，既让我死掉，亲人还不会胡思乱想。

我给自己三十多年的人生盖棺定论：活在风光里，泡在孤独中，死在抑郁下！为何我有着如此悲惨的命运？我一直想弄个明白。

我，1989 年出生，独生子，父亲是个商人，妈妈是名医生，家庭经济条件优越。从小，我就是众人眼里邻家的优秀孩子，上的是最好的幼儿园、重点小学、重点中学，顺理成章考进 985 大学，工作又进入待遇很好的事业单位。人人都喜欢我，羡慕我，赞美我。但我自己的内心住着一个在阳光下瑟瑟发抖的恐惧小孩。我很孤独，这世上没有人能理解我。父母爱我、宠我，但不懂我；朋友、同事喜欢我，但走不进我心，我也惧怕他们离我太近。我感兴趣的人生话题，找不到人交流；而周围人的无聊乏味，也让我生厌。我身在人群中，绽放着天使般的笑容，散发出的却是"都离我远点"的拒绝之意。笑只是我用来掩饰内心厌恶、苦闷、孤独的面具而已。

2015 年我结婚了，娶了一个美丽能干的妻子，然后有了一个健康可爱的女儿。我应该生活得非常幸福才对，可事实是，我对什么都提不起兴趣来，好久没有快乐的感觉了，工作效率下降，吃不好睡不香，头发在脱落，体重在下降，我怀疑自己患上了抑郁症。

于是，我独自去了医院，经过一系列的量表和仪器检查，医生给出的最终诊断是重度抑郁。吃药、复查、心理咨询……情绪时好时坏，整体却是日益绝望，没有一个人能明确告诉我，我为什么如此痛苦。

我自己苦思冥想，应该是失恋引起的吧。心中无法忘记那一天，2018 年的 3 月 21 日，小雨淅淅沥沥地下着，她转身离去，再未回头。

当时写下的一篇日记，记录着我的真实心境，我很想知道失恋是抑郁症的罪魁祸首还是只是导火索而已。

## 日记

2018 年 3 月 28 日　雨天

整整一个星期，仿佛过了好几个世纪，雨一直下着。

你离开一个星期了，毫无音讯。我做任何事情都心不在焉，像失了魂魄，时间一分一秒地滴答着，刺痛着我的心。

坐下来记录点什么，让我好好想想你吧！

不知为何，我心中早有预感，我的命运注定是一场悲剧。我本人不忌讳悲剧，但是我不愿有人为我痛苦，为我殉葬。我始终认为自己是一个多余的人，心中怨恨父母生下我时，为何不给我一颗冷酷的心，可以无视这人间的残酷。我总是渴求他人的温暖，抛洒着毫无价值的激情。

每日，我犹如走在悬崖间年久失修的独木桥上，心想：摔下去倒好了。虽然对生怀有强烈的渴望，但是又把死看得淡如薄纸。我知道自己是一个充满矛盾的人，一个太认真太痴情又极度脆弱的人。

如果上帝存在的话，让我变成一个薄情寡义之人吧，不再爱一人，不再被人爱；让我孤独着腐朽掉吧；让我遭遇意外死掉也好；让我受到巨大的打击将泪流干，将心枯萎……我真的不愿再背负这沉重的感情十字架了，让那些曾经爱过我的人，将我视如草芥，彻底扔掉、忘掉吧！你彻底忘掉我吧！

此生，我从未主动追过女人，更不用说纠缠她们了，这或许是因为我天生的自尊和懦弱导致的，我要维护高贵的面子。然而，在那个同样的雨夜，当你站在我眼前，我情不自禁地拥你入怀，这是我人生的第一次失控，激情燃烧我心，但同时我也有着不祥的预感：我可能会伤害到你。虽然理智告诫着我，矛盾缠绕着我，而我却不能自拔地奔向你。

我非常害怕看见你的忧伤，你的眼泪，你的怨恨，你的心痛……我想消除你的忧伤，擦去你的眼泪，抚平你的怨恨，化解你的心痛……一次又一次，我越陷越深，就像坠入一个迷宫，找不到出路了。

恋人的心是敏感的，你一定可以感受到。每当我看到你伤心落泪，不可遏制的负罪感就强烈地冲击着我，我自责，我内疚，我恨自己，我想逃离你。可是一想到我离开你后，你一个孤单单的弱女子，在这狼虎成群的社会丛林里，在这陷阱密布而又虚伪残酷的生活中，你如何保持自己的清白？那会让我更加忍受不了。

在你身边，我感到有罪；不在你身边，我更感到有罪。我就处在这样的尴尬境地里，爱不能尽情地爱，恨不能尽情地恨，整日里像个罪犯，美好的感情被无情地亵渎。我渴望给你一个家，我渴望自由，却又不能断然无情地舍妻抛子；我想同你私奔到一个人烟稀少的陌生地方，靠双手来重新生活，但又不愿你受苦；虽然我不后悔我们相爱了，但现实让我痛苦、犹豫和自责。我常自问，爱有罪吗？没人能回答我。

多少次地想，长痛不如短痛，狠心从你身旁离去吧，但却难以做到。也幻想着奇迹发生，让我突然死掉，你就不会再怨恨我了，而我也能常驻你心中却不伤害到你。奇迹没有发生，而因爱你，我只能沉默无语，不让你听到我内心积压的撕心裂肺的哭喊，让痛苦如秋叶一般无声无息地飘落吧。

世上的爱千千万万，然而，我的爱是一杯苦涩的鸡尾酒，混杂着激情、浪漫、纠结、挣扎、痛苦……你已经品尝到了。你是这世上第一个品尝到的人。

曲高和寡，情到深处人孤独，这一切，我仅能报以惨淡的微笑。在孤独的烈日下，在凄苦的云雾中，我独自品尝着自己酿的苦酒，弹奏着心底的爱之弦。空对明月，潜然泪下，谁知谁解其中味？今生，再也不会自作多情地去爱了，让一切回到过去吧，我感到好疲惫、好疲惫……

我真的真的不想离开你，这是我内心里反复说给自己的话，你不知道你在我心目中的地位，你也不懂得我的爱，你不知道我付出的是什么。

多少次我冲动地想去找你，沉重的脚步难以拖动，不知道，我不知道，你的分分秒秒都在做些什么，是在痛苦、怨恨、悲伤中想念我，还是在餐厅、舞厅、咖啡厅中早已将我忘记？

我已经走错了一步，再不能走错下一步。世界上最残忍的事情，就是亲手毁掉自己最挚爱之人的幸福。我知道自己的性格，我无法给你想要的爱。我不愿将残缺的我，献给把全身心献给我的你。

如果有上帝的话，我情愿领受他对我罪孽的惩罚。正像那句话所说的，占有她，就会失去她；不占有她，就可以永远爱她。我占有了你，却不愿失去你，我想永远地爱你。我渴望你能永远懂我、深解我、温暖我，而不让我瑟瑟发抖，我知道自己很自私。

我感到自己像小丑一样可笑，多少次在你面前说"我爱你"，那用心铸就的三个字，现在看起来轻飘飘的，就像断线的风筝。爱中的你或许看不到我的可笑，可是在别人的眼中，会觉得我是个演技拙劣、卑鄙、可怜又可恨的小丑，现在连我自己也这么认为。一个濒死的人为何还要去抓住一个绿意盎然的生命呢？我本就该孤独终老，为什么要去爱，用爱的毒汁害人呢？

我想起我常做的一个梦，反复做过，印象中最早一次是在6岁的时候。渺小的我站在大山脚下，惊异地注视着山顶，天空中涌起了一朵巨大云团，黑压压的，缓缓向我头顶压来，我感到一阵窒息的恐惧，还有一种强烈的悲怆感。我始终不知道这个梦预示着什么，但那种窒息、恐惧、悲怆感却非常熟悉。

你在雨天提出分手，而且走得决绝。留下我，像蜘蛛结网一样，在焦渴企盼中编织着你再次回来的种种美好场景。

我不愿再想，也不敢想了，世界仿佛在摇晃。不知道明天会是什么样子，不知道我们再见面的时候又会怎样。我什么都不愿意想了……

## 挣扎

一年多过去了，生活在继续。

我写了两首小诗祭奠这段刻骨铭心的婚外爱情。

### 执着

像一叶小舟，

命运的浪潮拨弄着我，

舵不在我的手中，

我的手太弱小，

握不住那粗大的舵。


像一片云朵，

风的无常捉弄着我，

力不在我的体内，

我的身太柔薄，

挡不住那暴怒的风。

仿若无边的沙漠，

你无息地漂泊，

只为天边那一个小小的角落。


### 完整的心

温柔的心，

纵然破碎，

也片片温柔，瓣瓣温馨。

破碎在你的怀中，

可否将它粘在你的心上？

还我一颗完整的心。

我想要一颗完整的心，但心已碎裂，我再也振作不起来了。

我陷入到了抑郁之中，甚至有点隐隐的庆幸，周边的亲人对我关心备至，让我可以尽情地沉浸在失去了爱的悲痛中，可是这种悲痛在一点点地消逝，纵然是那样热烈的爱也变得淡淡的虚无缥缈起来，好像只是做了一场梦。

在他人眼中，我拥有美满的三口之家，令人羡慕的工作，能力强大的父母，还有什么不知足的呢？但是我真正想要的不是这些，我渴望被人理解被人用心呵护。

希望和绝望之间的挣扎，撕扯着灵魂，一片一片碎了，再也无法拼凑起来。放弃吧，也许只有在另一个世界里才能拼成一个完整的自我。

身体的痛楚尚可忍受，但是精神的折磨让人痛不欲生。我是一个固执到底的人，只想知道为什么我会这样，为什么我要遭受这种煎熬，这一切究竟是为什么。

我，已经失去了对人世间的留恋，只剩下一个不甘心，让我还苟活于世。纵然是死，也要死得瞑目。了解抑郁的原因，哪怕只知道一个大轮廓，一个让我内心能够接受的说法，我也就认命了。但是，无数次的求医问诊，始终解不开这个困惑。

## 尝试

天空是湛蓝的，但心头笼罩着灰蒙蒙的抑郁情绪，合着寒冬的冷风，以及疫情的死气沉沉，我的心情愈发低落。人生的价值和意义在哪里？我不知道。

我已经做出了要结束自己生命的决定，心不再挣扎，倒如释重负了，那就早日求取到一个答案，给自己一个交代吧。

我曾经听病友说过一个故事：有一个妈妈找到咨询师，说自己15岁的儿子不想上学，总说人生无意义，不想活了。妈妈被吓坏了，可那个咨询师了解到一些细节后，却告诉妈妈，孩子用的是借口，只要家长敢于坦诚地和孩子谈死亡，表达出对他选择的尊重，孩子就不会再用想死来操纵父母了。这个妈妈听后非常气愤地指责咨询师："你说得也太轻巧了，万一他真的自杀了，你能担待得起吗？"

这件事情深深触动了我，有几个咨询师敢于如此回答，直面问题本身，尊重一个寻死之人的意愿呢？反正我所见过的咨询师，都会给予安全的无可指摘的答案。于是，我决定去会会这位咨询师，反正是决定要结束自己的生命了，结果怎样都无所谓了，试试看吧。

我的心中竟然升起了久违的宁静和期待。

# 第一章

## 抑郁症究竟是怎么一回事

给我一个立足点和一根足够长的杠杆，我就可以撬动地球。

——阿基米德

# 疫情期间的极度孤独

自从出现新型冠状病毒感染疫情，并开始封控，我就开始断断续续被封在家里了。

第一波疫情过去了，我没有"如愿"染疫死掉，灵魂却被掏空了。在家中长达一个月足不出户的封闭时光，令我的精神备受折磨，内心的痛苦无以言说，就像有无数的小虫子在啃噬着我的神经，家人发出的一点点响动，都令我抓狂到要爆炸。我吃不下饭，睡不着觉，浑身酸痛，一点力气都没有，只想瘫倒在床上，什么都不做。

我知道，我仍然抑郁着。疫情造成的恐慌加上我的抑郁，家里一直笼罩在压抑、紧绷的氛围中。想必家人也要崩溃了吧！

这期间，我感受到深不见底的、浓到化不开的孤独，这世上，不会有人能够抚慰我的心了。其实我多么渴望亲人能够理解我的痛苦，但我发出的信息，没有得到期待中的回应，亲人不知如何和我交流，他们本能地觉得我在矫情，在无病呻吟，这更让我深感绝望。封控在一起，躲都躲不开的陪伴令我疯狂，甚至感到心寒意冷，不想再赖在这个世界上了，我想到用死去表达愤怒：你们都不懂我，哪怕一丝丝的懂得都没有，太让我失望了。

想到死，我感受到一种绝望的狂喜，恐怕很少有人能够理解这种心境吧。死是一种绝望，怎么又是一种狂喜呢？狂喜是因为死后抽象的宣泄，但我真的甘心去死吗？活着好痛，是一种拉锯式的折磨，没有希望，没有意义，死神就在不远处诱惑着我，但我有太多的纠结放不下，连自杀，我也是难以下决心的。

越在意某人，我对他的要求越苛刻；我越渴求他人的理解，就越难得到，生活就是如此不尽如人意。我固执地追求着臆想出来的美好世界，但现实是没有人相伴的孤独，没有人喝彩的失落。没有抑郁症体验的人对这种痛苦会感到非常陌生，哪怕是最擅长讲课的老师，讲得如何生动和形象，还是难以真正传达出那种感受；但是对于经历过它的人来说，熟悉到只一句话、一声叹息、一个小动作……都会让你陷入那可怕的痛苦感受之中。

## 与咨询师的第一次见面

解封之后的一天，我决定去会见咨询师，毕竟关于他的故事，给我留下的印象是非常独特的。我的内心怀有莫名的希望，同时，另一个声音也提醒自己，这可能还是一次徒劳之举。

管它呢，试试看吧。

咨询师是一位年轻的老者，55 岁左右，身材高大健硕，宁静祥和中渗透出看透人间悲喜的慈悲气质。

一落座，咨询师没有任何寒暄，用极其稳重的口吻说："我们可以开始了。"

我低着头，语气平淡到没有一丝感情色彩，说道："我一年前被诊断为抑郁症。"说完，我抬起头，看着咨询师，我等着他像其他咨询师一样问我当时的症状、如何用药等信息。没想到沉默了一会儿，大概有一分钟左右吧，我听到咨询师说："你随意说，不用刻意组织，放开一点，你讲的事情里都会透着深层的原理，所以，不拘从哪儿说起，都是可以的。"这真是太出乎我的意料了，这个咨询师完全不按照套路出牌呀！要么是个高手，要么就是一个什么都不懂的冒牌货，我心里嘀咕着：先说着，看他如何反应吧！

于是我讲述了在疫情期间自己孤独的心境，他一直安静地倾听着，没有插一句话。我说完之后，原想着他会给我做些分析，但他只是静静地看着我，问我："你想想是什么原因让你感到如此孤独。我相信你肯定不止一次地探究过原因，不妨先说说你的思考。"

他不给出专业的解释，反而让我找抑郁症的原因，这再次让我感到惊讶，他可是一个专业人士啊。他仍然平静地看着我，说："深陷在痛苦中的人总会本能地寻求原因和想办法自我救赎，你一定也有类似的经历。"于是，我说起了我的婚外恋，认为是它导致我对人生失去了兴趣。

我详细地讲述了发生在 2018 年的婚外恋，并让咨询师看了我写的日记。他思考了一会儿，说："你经历了这么多，一定想知道自己的命运为何如此吧？无数次的努力，不但没有带来希望，还一次次证明了自己的无能为力，这肯定很令人费解吧？"这些话一下子击中了我内心的期许，我确实很想知道抑郁症到底是怎么一回事。"人世间最悲苦的就是一个极度渴望活得精彩的人，却不得不提前结束自己的生命，他本来不该死的，但却偏偏要选择死亡，只因为他手中没有走出沼泽的地图！"地图，什么地图？我打了个激灵，耳朵都竖了起来。

………………

第一次咨询时间远远超过了一个小时。咨询师说我是咨询的主角，因为是第一次，所以按照惯例，他把那天下午的时间都空了出来，没有安排其他的工作，就是让我来决定具体咨询时长的。这是第三次让我吃惊了，他这是什么设置？太与众不同了吧。


# 独特的咨询师

我曾经接触过不少咨询师，有名气很大的，有经验丰富的，他们各有流派，各持学说，但这个咨询师是其中最独特、对我吸引力最大的一个。我内心暗暗做出了决定：继续咨询下去。

在初次见面中，他通过了我至少五轮的测试。


### 第一轮测试

"你能告诉我心理学是什么吗？"这是我试探咨询师的撒手锏。

他"呃"了一声说："很简单，就三个字——为什么。透彻掌握心理学的标志是洞察个体每个行为动作背后的原因，他为什么如此，这就是心理学。"我愣住了，品味之后，不由得有些激动，因为这个答案极其简短却富有深意，和以往的答案都不一样，深深打动了我的心。

他看了看我，感受到我正在认真听，就接着说："《心理学导论》中提到，心理学研究的一项任务就是描述行为、了解行为、预测行为和控制行为。生活中，大多数人总是处在第一个阶段，描述行为很多，很细致，而完全忽略了第二个阶段，根本不知道为什么会发生这样的行为，就急着给出第四个阶段控制行为的建议，第三个阶段也跳过去了，这当然达不到想要的效果了。"

### 第二轮测试

我问他："你可不可以从我的描述中说说我是怎样一个人？"

他有点意味深长地看着我的眼睛，说："心理学不是算卦，它是根据人性的规律来推测和验证的，咱俩接触时间短，我不能说得很精准，仅可以画出一个大概的轮廓，但是任何推测都是需要事实来佐证的。"同时他又加补了一句："很多人会对自己不曾看到的东西接受不了，也不愿接受。"

他继续平和地注视着我的眼睛，说："你表现出情不自禁的急迫心态，还有直言不讳的询问，是因为内心坍塌后的再次期望。而我要给予你的是一针见血的冷酷，告诉你整体动态下的事实真相。真理不能用虚假的面纱遮盖住，它要触动你的心灵，支撑你重新站起来。"

空气没有凝固，但我感到仿佛被催眠了。他准确说出了我内心的感受，而且非常契合我的状态。他端起水杯喝了一口水，继续说："根据你描述的家庭情况，可以看到你有许多独特的个性特点。"我专注地听着，不管他说些什么，我都觉得很新奇，好像他说的是另外一个我感兴趣的人，而并非我本人。

"对自我的敏锐，对欲望的无能，固执地坚持，能量的衰竭，必然会导致自毁！这就是你的画像。家庭环境的舒适让你无动力，知识储备的广博让你细腻敏感，固执的善良让你在人际关系中付出更多，有很高的自我要求却没有能力达成，追求不到，内心不甘，整个人似乎卡在那里非常痛苦，冥冥中也感到只有毁灭是唯一的出路。你渴望走出沼泽地的意愿很强烈，却一直在原地挣扎、打转、迷路。没有地图，你不可能走出这精神困扰的迷宫，尽管你尝试了能想到的一切办法，可都没有什么用处，反而让你更加绝望了，因为你并不知道这一切形成的真正原因。有人说抑郁是因为个体的因素，遗传的作用，社会环境的影响，以及生理上神经递质的减少……但是，这一切孰轻孰重，又是如何影响你的呢？如果弄不清楚，挣扎就是一种必然。"

我从来没有从另外一个视角看过自己，我觉得那不是我的形象，但是素材都是我刚刚提供给他的，没有丝毫的失真，只是我从来没有想到过这些，更没有把它们串联起来。

## 第三轮测试

"你分析一下，我为什么如此呢？"我问。

咨询师首先声明："刚才我让你自我分析，是在从各个角度收集你的信息，现在我会从专业的角度给你些反馈。"他接着说："你之所以如此，有三个主要的原因。第一个原因，是你的内心一直被忽略，渴求情感，但又缺乏获得情感的行动力。爸爸一直忙事业，没有给予你过多的关爱，你对关爱格外渴求，而妈妈很严厉，你不得不压抑着，不敢表达内心的真情实感，只能用乖巧、阳光般的微笑，来掩饰内心的不满和愤恨，这样反倒强化了外表的优雅，久而久之，过厚的面具消耗了本就不多的内心能量，越弱越装，越装越弱，能坚持多久呢？长期压抑的内心情感匮乏，需要隐秘的满足，于是，你有了婚外恋，看似获得了爱的满足，但没有独立支撑，终究是要分手的，浸泡在没有结果的情感余温中也就成了一种自我慰藉，不愿跳出来回到现实。第二个原因，优雅的背后需要实力的支撑，你很少主动地挑战不敢做的事情，也就没有内在能量的累积。出轨和抑郁在本质上都是对自我的背叛，但又无法真正背叛，内心纠结无法摆脱，真可谓才下眉头又上心头，是无穷无尽的心理折磨。第三个原因，就是无力让生命精彩，又极度渴望内心强大，于是本能地把精力用在了许多社会公认的能力上，学习好、工作好、形象好等，富有的外在更富有，贫瘠的内在更贫瘠，未被关注到的自我更加萎缩，你当然就陷在了网中央，越陷越深，人也越来越迷惘。"

很少发自内心赞许别人的我，情不自禁地感到佩服，咨询师的分析让我醍醐灌顶，既陌生又刺激，仿佛遇到了知音。他的话语气轻淡却字字见血，一个整体的轮廓呈现出来，虽然很朦胧却透出了光亮。

我的感觉是复杂而微妙的，既有被人看透的欣喜，又有不想被人看透的担忧。我看到了希望又害怕真的有希望，心情难以表达清楚，但我知道我的心被搅动了。

### 第四轮测试

我问："为什么不和我做个生死约定呢？"

过去好几个咨询师都要求我答应，在咨询期间不能尝试自杀行为。

咨询师听后反问："约定有用吗？我做得再好，也只是你生命的向导，决定权并不在我这里。别的咨询师和你的约定是一种善意，希望你远离自杀的意念，但是，那只是一种意愿而已。你来这里寻求的不是意愿，你的意愿已经非常富余了。"

### 第五轮测试

依照我过去咨询的经验，咨询是有设置的，比如咨询时间要限制在一个小时之内，可能是为了保护咨询师的能量，也可能是为了保障来访者的利益，谁知道呢？但是我不想在一个小时的时候就停下来，当时咨询师刚刚提到走出来的地图，我正在好奇中。我表达出了我的意思，他对此的反应是行云流水般的自然，非常随意地说："你来决定何时结束咨询。"他认为所有的规定只是一个框架，为了某一个目的而设定，但时间久了，人们会忘了它的本来目的，只是机械地遵循着，给自己营造一份安全感。正如现代铁轨的宽度，只是沿袭了古罗马马车两轮的距离而已，没有任何现代科技因素。他认定我可以自主决定，因为任何事情的第一次是很重要的，并且我可以问我想问的任何问题。

他一开始并不知道我的内心发生了什么，但是通过我讲述的感受和事情，他把很多信息提取出来，连成一条线，就是我的内心轨迹了，当然，这是需要深厚功力的。

我竟然有了一种久违的好奇心，好奇眼前这个人的独特观念和做法来自哪里，为什么和其他的咨询师如此不同。我为什么想要了解他的不同呢？可能是以前见惯了千篇一律的咨询师，这个咨询师有一种非常独特的气质，他并没有说什么热情鼓励的话，甚至显得有些冷酷，可我内心里却泛起希望。只是一次会面，我就意识到，他正是我要找的那个人，我决定要继续咨询下去，忐忑不安的内心感到了些许的温暖，黑暗冰冷的孤独世界突然间有了一个裂口。

他说得很对，我就是想在结束生命前，找到我患抑郁症的原因。这没有什么理由，是我内心的一个仪式，是和这个世界告别的一个重要的、让自己心安坦然的仪式。

## 关于抑郁症的初步探讨

我为什么会得抑郁症呢？我能否靠自己的力量走出来呢？

咨询师给我口头描述了地图的大框架，他说随着后续的咨询，我会更加清晰地看到地图上的每一个路标，每一个岔路口，并会一次次验证地图的准确性。很多咨询师告诉我抑郁症只是一场心灵感冒，只要好好锻炼身体、想开一些，或者坚持治疗就会很快好起来。上述说法是让我发疯的原因之一，凡是对我表达类似看法的咨询师，我会毫不犹豫地离开，我觉得他们根本感受不到我内心那种难以名状的痛苦和绝望。

**这位咨询师并没有像其他人那样。他说我所经历的一切必然会让自己得抑郁症，而我靠自己的力量完全能够走出来，并且还会活得异常精彩。**

他是在安慰我吗？想到此，心中刚升腾起来的希望又慢慢地沉落下去，难道他也是一个只有三板斧的忽悠者吗？像往常一样只是一个精彩的开篇，后面会一如既往地落入俗套吗？前面积累起来的希望就如同没有搭建好的积木，纷纷散落下来。

短暂的沉默，决绝的寂静，似乎我们经历了一段暗黑的隧道。

然后咨询师用严肃的语气给我讲述了他眼中的抑郁症本质。下面两段话让我的质疑就像雪遇到了阳光完全融化，我重拾信心。

抑郁症与焦虑症、强迫症、疑病症以及恐惧症等神经症，从更深的层次上看，原因是一样的，都是源于个体对自己期望过高，期望与能力不匹配，无法实现，于是个体就把所有的精力用于掩饰不足上，从而耗尽了本来就不多的能量。由这个原因出发，生活旅程变成无穷无尽的消费，没有丝毫进项，只是消费，到了无法强撑的那一天，一件随机的事情或想法都能成为压死骆驼的最后那根稻草。随之个体陷入一场没有尽头的噩梦之中，因为每个人的薄弱点不同，就表现出不同的症状：有人担忧健康，症状可能就是疑病症；有人担忧未来，有更多的焦虑情绪；有人对规则看重，表现为强迫症……症状不一样，但殊途同归，自我毁灭是唯一的解脱之路。这像极了一个没落贵族，肚子都填不饱了，却把仅有的一点钱买了浮夸的首饰，哪一天，一阵风就可能把摇摇欲坠的城堡摧毁。而如果这个贵族把那点钱买了食物，让自己先活下去，然后去学习一项生存的本领，倒可能会一点点从地上爬起来。

许多个体意识不到抑郁症的诊断是个警报，警示该换一条路走了，而是在这最需要补强实力之时，自哀自怜地宣告天下：我得病了，可以毫无顾忌地彻底躺平了，丧失掉挣脱抑郁症的大好时机。规律是无情的，只有靠自己在最脆弱的时候，做最具有挑战性的事来增加自己的力量感，除此之外，个体没有别的路可走。

咨询师问："你什么时候真正地增加过自己的力量感呢？"

他的话听起来刺耳，很扎心，但又合情合理。我反思自己的确把所有的时间用到了感受上，根本没有去做有挑战性的事情。比如我对父母是怨恨的，但从来都没敢表达出来。我对情人的离开极度痛苦，还有愤怒，但我并没有反思她为什么要离开我，没有尝试做些什么来挽留。我习惯用感受来替代行动，没有行动，自然就不会产生力量。

我不十分确信地问咨询师："你的意思是，只要我补强实力，抑郁症就能好吗？"

为了回答我这个问题,咨询师给我描绘了一张抑郁症患者走出绝境的地图，这是他长达 21 年咨询实践的总结，可能很多人乍一听到会觉得是老生常谈，但我本能地意识到它的价值，可能只有那些经历过抑郁绝望的人才能一下子嗅闻到它的价值吧！

我把我们之间的对话整理了一下，呈现给大家。

"抑郁症自愈的起点是内在能力的形成，终点则是凤凰涅槃的重生。如果没有内在能力的形成，终点毫无偏差的就是自我的毁灭！起点和终点之间最大的障碍是人们无意识的防御，而防御的着力点正是自我过高的期许。抑郁症患者不乏优秀的外在能力，但内在能力几乎是空白的。"

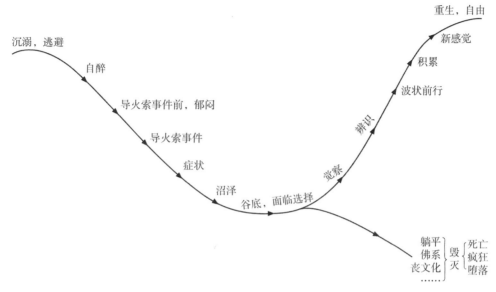

**抑郁症患者走出黑暗的心灵地图**

　　这一说法对于我来说是非常陌生的，别人一直都认为我很优秀，原来能力有内在能力和外在能力之区别，我的优秀只是外在能力的优秀，不代表整体的优秀。外在能力遮蔽了内在能力的存在，普通人有很少的内在能力就能正常生存，但心高气傲的抑郁症患者却需要强大的内在能力的支撑！没有内在能力支撑，抑郁症的终点就是自我的毁灭。毁灭的方式各种各样，基本形态有三种，即结束自己生命的自杀，挣扎到极致的疯狂，陷入各种成瘾行为之中的麻醉。有内在能力的补充，抑郁症的终点就是自己渴望的精彩人生。

　　"起点到终点就是一张清晰的轨迹图，起点不同，指向的终点就不同，选择权在患者手中，没有其他路线。很多患者幻想着第三条路，不用储备内在能力，却能走向人生辉煌，这还是自我防御。"

　　"什么是自我防御？"我问。

　　"人要有理想有追求，这是社会所倡导的，但理想过高，或者现实能力不匹配，导致理想我和现实我之间的差距过大，就出现了一对矛盾，解决这对矛盾看似很简单，要么放低理想，要么提升能力。但人一出生就拥有一套心理防御机制，事情就变得不简单了。心理防御是个体避免自我分裂的一种保护性机制，每个人惯用的防御机制不同，比如我们熟悉的阿Q精神就是一种防御，防御一旦过度，特别是内在能力不足的情况下，个体就无法汲取现实的反馈和营养，导致自我封闭，内在能力更加弱化，陷入负向循环之中，矛盾就变得无解了，理想自我更高，现实能力更脆弱，差距加大，必然出现症状，冲突性抑郁症就此诞生了。"

听了咨询师的讲述，我对自己内心世界的变化一下子清晰了，就如同一个戴着眼罩的人，摘掉眼罩后，看到脚下是有一条路伸向远方的，阳光一下子照了进来，我有些激动。

"你是如何发现这一切的呢？"

听到我这个问题，咨询师的神色发生了明显的变化，在他眼中我看到了一丝痛楚，一丝悲戚。他低下头，平静了一会儿，并没有立即回答我的问题，而是说道："前面说过，心理学研究中有一项基本任务：描述行为、了解行为、预测行为和控制行为。就说抑郁症吧，现在的状态是描述行为非常细致丰富，但是了解抑郁行为的深层原因并不是很明确，所以之后的预测和控制就有了千差万别的做法。"

说到这里，咨询师意味深长地看了我一眼，有点开玩笑地说："这一切你可能感触更深。"随后他回答了我的问题：他在和无数个抑郁症患者交谈时，发现不同的抑郁症患者有共同的模式，这些模式在医学心理学著作中成了诊断的标准，但是为什么抑郁症患者会出现这些模式，很少有人去探究，并不是人们不想知道，而是那个工程量太巨大了，太复杂了，大多数人知难而退了。咨询师自己用了二十多年的时间，全身心地投入，才总结出一系列的内心冲突症理论，其间的艰辛和努力，除了他自己以外，少有人真正地理解。

最后他说："我和你一样非常孤独。"

这句话之后是短暂的静寂，我感到我的心和他的心之间打开了一条通道。咨询师内在探索之路着实让人难以理解，我多年的挣扎和努力也让人无法理解，无法理解的人在一起就迸发出相互理解的渴望，有了相互理解的基础。

为什么不把这一切写出来，给我这样的抑郁症患者带来指引呢？

他说自己曾有过写书的打算，但一来自己没有写作才能，何况现在很少有人去深读不够娱乐的文字了；二来多次的发声没有得到理解的回应，备感孤独，有点不想再呈现了，只帮助有缘的人吧。对于这一点，我深有同感，记得当年读《月亮与六便士》，书中写到主人公最后在塔希提岛临死前，要求妻子把画作都烧毁，因为他不想自己用心完成的作品留在世上被不理解的人指点和亵渎。我能理解那种被误解的痛苦，不知咨询师曾经受到多少次的打击才有了如此的失落，苦心绘制的地图竟然不期待更多的人知道。

咨询师起身泡了两杯咖啡端过来，咖啡浓郁的香味在室内弥散，我发现自己竟然关心起另一个人的喜怒哀乐，而且是刚刚见面的一个人，这是我有生以来第一次的体验，即便是对我挚爱的情人，我也没有产生这般疼惜的感觉，为什么呢？

完美的家庭，婚后的积郁，揪心的失恋……拉开了抑郁的序幕，我内心一直在挣扎，努力寻求解脱，因为受不了抑郁的折磨，时常想无痕而自然地结束自己的生命，又无法放下牵挂。直至下了决心：在死亡之前找到痛苦的原因。所以不停地寻找答案，最终，功夫不负有心人，我不但找到了原因，还找到了走出来的地图。经过这样蜿蜒曲折的心理轨迹得到的疗愈方法，我想公之于众，我想让更多的抑郁症患者知道，你正活在地狱中，你可以找到走出来的路，只要你手中有一张这样的地图。

张国荣因抑郁而死，尽管那么多人喜欢他，但是真正懂得他的人有几个呢？如果他也拥有了这张地图，或许现在仍活跃在荧幕上，带给我们更多的极致作品；或者他远离大众的视野，享受着自己普通又充实的日子。可惜他死了。

我有了一个决定，我知道自己喜欢剖析内心，而且也有文字功底，我想把咨询中的内容和感受记录下来，去帮助那些和我一样的抑郁症患者。

虽然我和咨询师是第一次见面，但我内心感受到被理解、被包容、被支持。人，一撇一捺，过去我只有一撇，现在也有了一捺，内心踏实了很多。自抑郁以来，我总是懈怠慵懒的，什么都不想做，什么都没兴趣做，内心死水一潭，现在竟然对下一次咨询有了期盼之心。我们约定下次从抑郁症的起点开始谈，具体什么时间来，咨询师让我自己决定！这传达给我的深意就是我的决定，会决定未来的走向。接下来我应当做什么呢？他也没有要求，只是说让我回头看自己所经历的一切，重新地梳理一下，不介意用什么样的方式。

咨询师最后总结道："婚外恋的结束，情人的决绝离去，只是一个导火索，点燃了你多年的内心积郁。你的抑郁，与别人无关，与其他事情无关，是你自己内心的独角戏，是你必然要坠入的深渊。"

他说的我还不太理解。

# 第二章

# 自恋是毁灭的代名词

一生都谨慎地保持着自己的欲望和能力的平衡。

——笛卡儿的墓志铭

# 三周的起起伏伏

第一次咨询过后，我很兴奋，当天晚上就梳理了自己的情感经历。

在情感方面我是绝对自信的，秀气儒雅的外表配上恰到好处的忧郁气质，如同磁石一般吸引着母爱泛滥的异性。

先从初中说起吧，那是荷尔蒙激增，对异性最感兴趣的时期，但妈妈对我要求很严，盯控得很紧，我只能谈与学习有关的事情，看与学习有关的书籍，和班上学习好的同学说话。当夜深人静，我一个人躺在床上的时候，我的脑海里就像电影幕布，上演着各种浪漫而激情的幻想。一个我，渴望真正拥有漂亮女孩子的亲吻和拥抱；另一个我，却不断指责嫌弃着自己，觉得自己污秽不堪、低级下流。现在想来，那个时候，我已经习惯用道德压抑自己的人性了，内在有不少心理冲突纠结着。当时，我对班上的女生表现出冷漠和不屑，尤其是内心喜欢的女孩子，我更是不会跟她说一句话。

高中阶段，有不少女生向我示好，我都冷酷拒绝了。其实我内心很得意，还有点报复的快感，当然也有不小的失落感。妈妈怕我早恋，每天都会去学校接送，还不时找老师了解情况。当时我觉得男女纯洁的友谊很美好，一涉及性的想法，就不自觉产生恶心、厌恶的生理反应，尽管内心非常渴望拥有。不时地，我会手淫，身体上很快乐，心理上很排斥，过后我就反复洗手，恨不得把手洗破，才能去除掉自我厌恶之心。但坚持不了多久，我又会手淫。高中三年就是这样煎熬着度过的。

我曾经交往过一个感觉不错的女同学，她积极开朗，我们会一起讨论问题，很开心。有一次我考试成绩不理想，妈妈就到学校找老师打听，问我是不是分心了。老师提到了那个女同学的名字，妈妈竟然找到对方的家长，也不知道说了些什么，第二天，她看着我，眼里是满满的怨恨，再也没有和我说过一句话。

大学期间倒是谈过几次恋爱，不过都无疾而终了。我的情感太细腻，幻想太诗意，然而现实总是乏味的、平淡的，很难找到能匹配的浪漫，一旦最初的好感消退，就只剩下失望，分手是必然的。

我的初恋是一个追我追得很辛苦的漂亮女孩，她性感、热情、浪漫、聪明，是我的同班同学，其实我早就喜欢上她了，但一直不敢接受她的爱，担心关系近了会破坏那份美好。在她一再表白下，我终于没有控制住，亲吻了她，当时的激情差点让我眩晕到休克。但交往了一段时间之后，我感到她不能理解我心，她也觉得我没有想象中那么酷帅，几次争吵后，她很快就和班上另一个男生好上了。表面上看起来我根本不在乎这段感情经历，但内心耿耿于怀，不知有多少个夜晚，我躺在床上，就像一只野兽，一边偷偷舔舐着伤口，自怜自爱，一边又恨恨地幻想着咬死他俩，一边再指责自己太小心眼儿。唉，我就是这么一个纠结的人，想爱不敢爱，想恨不敢恨，爱的时候不能全情投入，恨的时候又遮遮掩掩。

这样看来，我自始至终都是充满矛盾的。

工作之后，妈妈一个朋友的女儿，各方面条件都不错，长相秀气，关键是很会做家务，不娇气，我也还算满意，于是在两家父母的撮合下，我们结婚了。刚开始日子过得温吞吞的，没什么激情，也没有大矛盾，只是我的内心总感到有些不满意，尤其是性方面，她太没有活力了，只是在尽义务似的。有了孩子之后，妻子全部精力都用于照顾孩子，每天很累，两个人的交流和爱抚更少了。就在这种平淡无趣的日子里，我遇到了舒雅，一个极温柔的女人，年轻又美丽，善良又大方。和她在一起，我第一次体会到了一种放浪形骸的激情，在一起的时间久了，激情竟然没有丝毫减退，反而增添了不少亲密感。这份感情让我刻骨铭心，难以忘怀。

我太需要一个能够理解我的女人了，舒雅不但能够理解我，还愿意为我牺牲一切。"殉情"这个念头闪现后，竟然频繁造访我的脑海，那个画面好令人感动啊。我幻想着她为了我，毅然决然地跳下悬崖，粉身碎骨后升腾起来，化为天上的一朵云彩，将细雨滴落在我的心头，我久久哭泣着。这才是人间至美的爱情。

如果她不是离开我，而是为我伤心痛苦至死，我可能会好受很多。那么我到底要什么呢？是爱舒雅本人，还是爱舒雅为我做出的牺牲呢？恐怕，我只是需要一个人把自己全然奉献出来，以证明我是值得被爱的，如此看来，我真是很自私。

梳理完情感经历，我有些理解上次咨询结束时，咨询师说的话了。并不是婚外恋导致我陷入抑郁中，而是我本身就有抑郁的气质，我的内心一直充满着各种冲突矛盾，我渴望通过情感来救赎自己。一直以来，我就挣扎在抑郁的泥潭边上，舒雅的离去，只是推了我一把，把我推到了泥潭中。

我太糟糕了，我太自私了，我太爱慕虚荣了……我是不是该把自己回炉重造呢？工程量太大了吧，我没有信心去做事情，有没有更省事一点的办法呢？就在这样的左思右想中，距离上次咨询结束已经一周了。原来我做心理咨询都是固定一周去一次的，但这个咨询师让我自己决定何时再去，提前一天预约即可。有了这样的自主性，我反而没有了动力。我意识到自己有一个习惯，就是对任何事情都无法保持长久的兴趣，只过了几天，我就感到第一次咨询的丰富冲击变得淡然无味了。

我再度沉浸到了一种漫无目的的飘浮感中，无力、无奈、无所谓，只能继续吃药，家中的事情也无心打理。

父母看着我这样自然很着急，妈妈打听到上海的一家抑郁症治疗专科医院不错，托了不少关系，帮我挂了专家号，我就有了一周的上海之行。

同样的流程，同样的药物治疗，但也有些不同，这家医院的规模很大，名气很大，医生的冷漠也很明显。给我的都是清一色的医学解释，我内心的坦露像是无用的唠叨，没有引起医生的关注。诊断很清楚，只需要用药就可以了，效果不好的话，调整用药就是了。这种冷漠和无情，让我忍无可忍，我不是一台需要修理的机器，而是一个有血有肉的人。于是我坚决地提出要出院，如果不答应我就威胁要结束自己的生命，父母无奈，只好带我回家了。我再次陷入一种无边的黑暗之中，亲人的陪伴让我感到更加孤独，多么渴望他们能够说出一些理解我的话，但是，除了失望还是失望，我本能地想怨恨他们，但他们对我又那么好，想恨不能恨，想发泄必须紧绷着。我自顾不暇还得应对亲人，累、烦、焦躁、无奈……充斥着我的内心，让我只想自己静静地待在角落里。

作为医生的妈妈已经给我找了很多精神科方面的专家，他们众说纷纭，唯一相同之处就是要系统用药，坚持下去慢慢就会好起来的。这令我非常反感，我真的不想再去医院了，但妈妈又不认可心理咨询，她反复叮嘱我："好好治病，别再去找什么不靠谱的心理咨询师了，抑郁症不属于心理咨询的疗愈范畴，吃药就能好。"

"对自我的敏锐，对欲望的无能，固执地坚持，能量的衰竭，必然会导致自毁！这就是你的画像。家庭环境的舒适让你无动力，知识储备的广博让你细腻敏感，固执的善良让你在人际关系中付出更多，有很高的自我要求却没有能力达成，追求不到，内心不甘，整个人似乎卡在那里非常痛苦，冥冥中也感到只有毁灭是唯一的出路。"咨询师这几句话反复在我脑海中回荡。表面看我是在顺从父母的意愿不去咨询，但内心深处，我知道，是因为感受到恐惧，一种真正面对自己的莫名恐惧，才让我退缩，不敢继续去做咨询了。诗人济慈说"我相当渴望安逸的死亡"，同样，我相当渴望轻松的重生，要么就安逸地死亡，我不想要痛苦的重生。

想结束生命的我，怎么就害怕了呢？内心再度野蛮地纠结成一团乱麻，就带着这一团乱麻去找咨询师吧，看看他如何下手。

## 与咨询师的第二次见面

再次见到咨询师，他显得很疲惫。我是他今天的第二个来访者，职业的习惯让他见到我时，仍然保持着特有的风度，但我的观察力是很敏锐的，我本能地感知到他内心正经历着某种情绪波浪。

咨询师也有着同样敏锐的感知力，他看到了我的眼神后，立即解释说，刚刚结束一个咨询，很痛心。对方是一个强迫症男孩，症状很严重，经过几次咨询，本可以开启新的人生，但男孩的父亲极度强势，不认可心理咨询，坚持让他去医院看病，这个男孩尽管不愿意，但没有力量摆脱爸爸的控制，也没有勇气自己站起来，最后只能选择屈服，决定今天做最后一次咨询。强迫症男孩内心对咨询师感到愧疚，想拖延时间把预存的费用消耗完，然而他已无话可说，咨询师懂得他的用意，就提前结束了咨询，把剩余的费用退还给他。咨询师感伤于自己虽然是一个极棒的向导，但如果对方不跟随，也是无能为力的。

我知道心理咨询行业有保密原则，这是咨询师必须遵守的职业操守，那么他告诉我这些算不算违规？我尽量用轻松的口气询问："那个男孩做了多少次咨询呢？"其实我是担心自己的咨询会被泄露出去，所以试探咨询师会如何回答。咨询师并没有直接回答我的问题，而是说"那跟我们今天的咨询没有关系，我倒一直想着已经三周过去了，你会不会再来，因为再次回来是需要勇气的"。他说中了我内心的彷徨，化解了我的尴尬，我们相视一笑，这个开头真的很棒。

我直言自己梳理了情感经历，意识到自己的性格是矛盾的、压抑的，曾去上海看过病，妈妈不希望我继续来咨询，我自己也感到要直面内心的恐惧，等等。很奇怪，这个咨询师有一种魅力，让我愿意打开心扉，畅所欲言，毫无顾忌，如果我是和妈妈交流，我需要考虑妈妈是否能接受我的话，我只说那些她愿意听的内容，而真实的想法往往藏在心中烂掉。

咨询师静静地听着，然后说："你恐惧再来咨询，你的母亲阻止你来咨询，这些都是很正常的反应。其实第二次会面才是真正咨询的开始。我们不必急着去寻找摆脱抑郁羁绊的灵丹妙药，这世上根本就没有这样的灵药。抑郁的发生不是一天两天的事情，同样要想走出来也不是一蹴而就的，需要一个极其艰辛的历程。"

"今天就从自恋谈起吧！这是抑郁症患者的核心性格，关于自恋你是怎么理解的呢？"咨询师问道。

我说："自恋就是自私吧？可我觉得我一点都不自私呀！"

咨询师点了点头，说道："确实很多人都认为自恋等同于自私，其实这是一个误区。"他接着告诉我一个古希腊的神话故事，关于那喀索斯的，非常有意思，我把它记录在此，其中的神谕"不可使他认识自己"是一个令人费解的问题。

那喀索斯（Narcissus，水仙花），是河神刻菲索斯和水泽神女利里俄珀的儿子，他的父母曾去求神谕，想要知道这孩子将来的命运如何。神谕说："不可使他认识自己。"谁也不明白这句话的意思。光阴荏苒，日月如梭，不觉间那喀索斯已经长到十六岁，他成长为一个十分俊美的少年。他的父母因为记住了那句神谕，一直不让他看见自己的相貌。所以那喀索斯并不知道自己的模样。他常常背着箭囊，手持弯弓，从早到晚在树林里打猎。树林中有许多神女在游玩，她们都很喜欢那喀索斯的美貌和风姿，都愿意与他亲近。但是那喀索斯谁也看不上，对所有的神女都非常冷淡。

有一天那喀索斯在水中发现了自己的影子，然而却不知那就是他本人，爱慕不已、难以自拔，终于有一天他赴水求欢溺水死亡，死后化为水仙花。后来的心理学家便把自爱成疾的这种病症，称为自恋症。

# 对自恋的觉察

"神谕说：不可使他认识自己。如果认识自己将不能长寿，那希腊神庙上又镌刻着另一条神谕：认识你自己。这岂不是自相矛盾吗？那喀索斯的父母没有深解这句话的本质，于是把他限定在极小的范围内抚养，如同温室中的花朵，他心中只有自己，对仙女无感觉，对自己的倒影倒是相思至死，恰验证了神谕，一旦认识自己，生命就终结了。你想想，你在婚外恋中究竟想寻找什么呢，是不是也是自己的影子？"

这些话将我内心那个隐秘欲望带到了阳光下，我确实想要一个爱我到极致而且能让我深层欲望释放出来的痴情女子，因为她的痴情能让我得到救赎。

咨询师又给我讲了一个凤凰和鸡的故事，非常形象。凤凰娶鸡做自己的妻子，婚姻登记处的动物好奇地问凤凰："你为什么娶鸡做妻子呢？"凤凰自然地答道："这很简单，我爱自己，鸡更爱我。"

咨询师一定看到我的脸红了，他发出了几乎听不到的短暂笑声，然后接着说："自恋者常有以下特征，你可以对照一下。一是感觉自己是优越的，对成功、权力、荣誉、美丽或理想爱情有非分的幻想；二是感觉自己非同一般，应享有他人没有的特权，喜欢支使他人，要他人为自己服务；三是觉得自己如国王一样有权利和资格随意任性，所以对批评的反应是愤怒、羞愧或感到耻辱；四是缺乏同情心却有很强的嫉妒心，渴望获得持久的关注与赞美，很难与人形成亲密关系。形象地说，自恋者会借助各种形式大声宣告：**来，让我与众不同。**可他与众不同的支撑是什么呢？完全是不切合实际的自我好感觉而已呀，如果受到现实的冲击，马上坍塌。"

乍听起来，上述特征和我毫不搭界，我认为自己是多情的善良之人，总顾及他人的感受，压抑自己的情绪，在事业上也没有太大的追求。我虽然出轨，但是为了家的稳定，我还是牺牲了我爱的情人。明明感到父母的强势控制，但我从来没有反击他们，就是因为害怕他们伤心难过……

咨询师却从另外的角度让我看到，我不仅自恋冷酷，而且自私自欺。他说："尽管你和那喀索斯形式上不同，但本质是一样的。你从不主动交往，都是需要他人先伸出友谊之手；他人对你好，你认为那是应该的，他人对你不好，那绝对不可原谅；当别人拒绝你的时候，会感到面子扫地，所以你很少求人帮忙……这些行为的背后都体现出你内在高高在上的本质。你内心只爱自己，其他的人都是绿叶而已。婚外恋的分手为什么对你打击这么大，并不是因为你失去了舒雅，而是因为舒雅先提出的分手，你感到被抛弃了，这种屈辱让你一直难以释怀。"

咨询师的口气虽然很平和，却点燃了我内心强烈的愤怒。我恨不得冲过去，掐住他的喉咙，让他住嘴，因为他让我看到了自己的不堪。我极力压抑着自己的愤怒，想着转身离开算了，但始终没能站起来，我需要咨询师帮助自己从痛苦里挣脱出来。

**真正的咨询确实让人痛苦。**

咨询师肯定也感受到了我的愤怒,他把话题转到了自恋形成的原因和过程。

咨询师说："个体在一岁之前，都是自恋的，有一种无所不能的上帝感。随着慢慢长大，现实中不断受挫，人就从神变成人，在人世间努力活成一个人的样子。但若在成长的过程中，因父母过度溺爱，只种下高期待的种子，而没有培养出现实感，也就是说，让一个空有着神的意愿的家伙活在了一个人的世界中，他必然痛苦万分。

"你自小形成的自我期许是完美主义，不接受现实。期许和实力的不匹配是悲剧的根源，因为自我期许会透支太多的能量，消费在光鲜的自我展示上，而内在的实力却因为没有能量的支撑而很难发展，坚持到一定的地步，就会衰竭，一个很小的导火索事件就引发全面的崩溃，这个过程是必然的，只是不知何时会发生，就像我们都知道自己会死，但不知道何时死，这就导致没有真正活过的人有强烈的死亡焦虑感。你就有着强烈的焦虑感，害怕冲突、害怕失败、害怕不完美、害怕真相。

"自恋必然导致自身能量向内倾注于自我，所以你读了很多书，在书的世界里游荡，从而避开现实的无趣和烦琐，陶醉的同时却渐渐地失去了很多历练的机会，反而因理论太强更加脱离现实。

"你将能量投注到自身，却没有成全自己的生命，只是虚用在了无数个让自己感觉良好的没有价值的事情上。你的能量无法投注到外界，因为不敢面对现实，怕暴露出自己的无能，不得不割断与他人以及自然的联结。可悲的是，自恋者渴望珍惜自己的生命，但却没有活出生命，因为从来就没有真正地拥有过生命，所谓的珍惜不就是无本之木吗？

"毁掉一个人很容易，宠溺他，让他继续自恋下去，他就无力闯荡了，再加上高标准的期待，一个没有能力又背负着高标准的个体，只能坠入冲突的深渊了，满目都是无法化解的纠结。"

我明白了他说的原理：自恋能量的内倾，必然导致对现实的逃避，从而在现实中产生无数的内心纠结，纠结又消耗了本就不多的能量，让人再次逃避到书和幻想中聊以自慰，如此循环就导致我成了现在的状态。自恋既保护了我的优越感，又戕害了我的能力！这个感悟来得太晚了。

**内在能力是打破自身防御进而化解内心纠结的能力。**这是我从来没有储备过的能力，看似卓越的我，其实就是一个极度无能的人。有了内在能力可以凤凰涅槃，内在能力弱化就必然是星辰陨落。

关于那喀索斯的神谕，我也有了自己的想法：不要让他只认识到表浅的自己，而是要认识深层的自己，认识深层的自己就能活命了。他的父母会错了意，把他封闭在一个不谙世事的环境里，当他看到了英俊的自己，却没有现实能力去判别这只是外表而已，自然走向了自毁之路。

咨询师非常认可我的想法，他指出，我的优越环境让我持续沉溺在自恋中，没有能力适应现实的世界，化解不了冲突，久而久之，就抑郁了。这个时候有两条路：一条路是因为"生病"而继续不作为，吃药能缓解痛苦，但缓解的速度赶不上冲突积累的速度，最终自毁，这是抑郁症患者本能都会选择的路；另一条路是储备内在能力，化解冲突，走出自恋，认识深层的自己，获得真正的爱，活出精彩。第二条路是一条成长之路，虽艰辛但收获颇丰。

"如何由自恋走向自爱？"我问。

"拥有自我是关键。有自我就是自爱，无自我就是自恋。"

我的确没有形成过真正的自我。

咨询师告诉我：一个非常简单的方法，就是反着模式做，这是形成真正自我之路。比如由逃避现实转变成拥抱现实，走进现实，接受自然的一切，就开始形成真正的自我之旅了。

此时的我又情不自禁地跑神了，我想我的优秀，并不是发自内在实力的优秀，只是"伪优秀"。

当我把我脑际中的想法说出来以后，咨询师说我的感悟能力特别强，总是能一下子领悟到精髓，但唯一缺憾的是我能看到一切，却无力做到，因为我害怕长大，不想承担作为成人的责任。

因为自恋，我的成长在某个时期已经停滞了，这源于家庭系统内的隐性互动，导致了在充满爱的家庭里却没有爱的感受。传统家庭大多是功利的套路，成员之间很少有意识地关注彼此的内心。控制的母亲，缺失的父亲，没有完成同一性的孩子，导致家庭成员紧紧纠缠在一起，不能实现个体独立。但纠缠不是爱，是相互的束缚和生命损耗，是能量的抢夺和霸占。

说到同一性的话题，咨询师说："同一性，本应该在青春期完成，但很多人到了老年也没有实现。就比如你，尽管已经结婚生子，仍没有完成同一性。同一性可以用一个太极图来表示，太极有黑有白，黑中包裹着白，白中孕育着黑。然而许多人的家庭教育和学校教育有个致命的短板，就是无论是思维还是能力，只能教授社会倡导和接受的白色，不能有'厚黑'的东西。也正是因此，很多生命就如同没有馅的实心汤圆，是一个白球状的无生命力的存在。"

同一性的理论，我曾听说过，是爱利克·埃里克森提出的人生发展八阶段理论中的核心内容。埃里克森是美国的精神分析医生，也是美国现代最有名望的精神分析理论家之一。埃里克森认为青春期的同一性就是形成对自我的忠诚，忠诚是指有效地忠于发自内心誓言的能力，尽管价值体系存在着不可避免的矛盾，而坚持自己，就是同一性的能力。这种同一性的感觉也是一种不断增强的自信心，一种在过去的经历中形成的内在持续性和同一感。如果这种自我感觉与一个人在他人心目中的感觉相称，很明显这将为一个人的生涯增添绚丽的色彩。

如果没有自我同一性的形成，人就如同一个没有系着绳子的气球，不知会飘浮到哪里去。膨胀的自我，敏感、自负、固执……极其耗能，最终形成一种自恋的性格。想一想，一个人为什么大事小事都不加选择地认真细致、固执于追求完美？为什么情感敏锐细腻到不敢碰触？为什么要务虚避实？为什么难以舍弃？为什么抑郁成疾？……一旦性格形成，就必然导致一种无意识的强迫。

上述性格根源于自恋，自恋产生膨胀，膨胀消耗能量，无能量，理想更没有实现的可能。自恋者自以为是怀有雄心壮志的英雄，其实是空有幻想的野心家。这个雄心勃勃的野心家既没有决断力，也没有勇气、决心和能力。他们不可能燃烧激情，也不可能竭尽全力为梦想而斗争。因此，与其说这类人有雄心，不如说他们具有强烈的野心。他们有时会隐瞒这种强烈的野心，可是，当野心不能实现时，他们从里到外都会紧张起来，并因一点小事就会受到伤害，感到委屈。若是一个斗争失败后便死了心的野心家，失败对他之后的人生没什么影响。而那些虽未曾做过努力尝试却野心不衰的人，则会不满足于日常的生活，总是不知足，希望有更积极的生活，期待得到名誉、受到尊敬。所以他们对现实生活有一股疏离感，也不会因某些振奋人心的事而快活，却总希望有另一种生活方式。尽管心里对人生还有所期待，却无所事事地消磨人生。

实践证明，可以通过现实的体验、融入他人的思维、形成自我的有限感等渠道来浇灌自爱之花。

咨询师最后意味深长地谈到他为什么一开始和我分享那个强迫症男孩的案例："我是在告诉你，我只是一个能力极其有限的人，我做自己能做的事情，接受自己做不到的现实，这是成熟的体现。你要形成真正的自我，必须去做那些你不曾做过、一直在逃避的事情，因为那里面有很多促进你形成自我的养料。"

咨询结束后，我深刻意识到自己原来是一个自恋之人，自恋是早年狂妄自大的延续，实力越弱，越需要自恋的假象。到了成人社会，自恋成为个体活出自我最大的阻碍。我只有打破自恋，将自恋转为自爱，才能成长为真正的自我，从抑郁中挣脱出来。

# 第三章

## 在防御的纠结中衰落

很多人爬到了梯子的顶端，才发现他们要爬的不是这堵墙。

——约瑟夫·坎贝尔

## 尝试化解纠结

抑郁是内心世界里各种各样的冲突缠绕着、腐烂着，发出来的恶臭气息。只有一点点把冲突结化解开，内心世界澄净了，抑郁的乌云也就驱散了。

我内心最大的冲突，就是我的婚外恋了。这场婚外恋虽然持续时间不足一年，但它却不断地在我的内心世界里翻腾，脑海中控制不住地浮现着和情人在一起的场景，浪漫又疯狂，思念又怨恨。

舒雅，是一个与她在一起，灵魂会感到宁静的美好存在。我俩是在一个工作会议上认识的，她是一名刚毕业的大学生，分配到我们单位另一个部门工作。她活泼不失温柔，大方里透着些腼腆，让人心生怜爱之情。会议结束后我们相约着一起乘火车返回，路上她在看村上春树的小说《1Q84》，我也很喜欢这部作品，两人聊了起来，竟然有不少共鸣，于是相互添加了微信好友。从舒雅的身上我感受到极致的优雅和艺术美的气息，这正是我喜欢的类型。

起初我们只是在节日里互相问候一下。有一天，我与妻子闹了点矛盾，心情郁闷，就去游戏厅玩，没想到恰好遇到舒雅和闺蜜也在那里，她竟然也喜欢打游戏，而且水平还不低，这太让人意外了。舒雅的闺蜜有事先走了，于是我俩就打配合，一边打着游戏一边聊着天，她说一个月前她的男朋友和别人好上了，被背叛的痛苦一直折磨着她。我用一个大哥哥的口吻安慰她，她瞧着我笑，开心的样子很美。打完游戏后，我约她一起去吃了我最喜欢的九宫格火锅。

一切都发生得很自然，似乎是老天爷的有意安排。在餐桌上手无意之间碰触到一起，然后是有些尴尬的沉默，接着是继续天南地北地聊这聊那。当我把她送到家时，她不舍和充满欲望的眼神一下子电到了我，只那么一瞬间，我将她拥入怀中，她的身体特别柔软，冲天的激情让我们两人紧紧地拥抱在一起。婚外恋情就这样开始了。

我是一个很矜持、有点胆怯的人，但是一旦打开，仿佛把自己多年积存的柔情都倾泻了出来。

一段时间里我们如胶似漆，她知道我已婚，她说可能是失恋后的痛苦吧，太孤独了，她不要求我什么，让我不用担心。但随着在一起的时间久了，我在兴奋和自责的激烈交织中，变得更痴迷这份情感。我感受到生命的活力。我不知道未来会怎样，但越是担心越是疯狂，我几乎认不出自己了。

我无法离婚，也不可能离婚，但又渴望给她一个完整的家，这就是我的冲突。如果离婚，我整个世界都会崩塌，一向知书达理的妈妈一定会发疯地和我闹，因为我让她在朋友们面前感到羞愧。而妻子为养育孩子操碎了心，承担着家里的一应事务，我根本没有可以挑剔的地方，她是众人眼中特别好的女人，只是不懂我敏感如丝的心思而已。我的情人就非常懂我吗？好像也不是，她顺从我，总是努力去理解我，但其实理解得并不到位，我心疼她为理解我所做出的努力。我深知，我确实不容易被他人理解。

我知道舒雅内心非常渴望我能够给她一个家，尽管她从来没有直接表达过。在我看来，爱一个女人就非要给她一个家吗？我只是想追求纯粹的爱。她说她很爱我，离不开我，但知道我们的关系不会有结果。一个条件很不错的男孩子非常用心地追求她，父母也在施加压力，于是她选择离去。临别的时候她哭成泪人，但走得坚决。我极力控制着自己的悲伤，舒雅的背影还没有完全消失的时候，我就哭出了声，我真的不舍得她走，我想让她回来，但是我又给不了她未来，唉！自此我们再没有联系过。

为了化解我的心结，几番犹豫后，我联系舒雅来到了咨询室。

## 纠结中防御

我曾反思，我最痛苦的并不是舒雅的离去，而是她先决定分手，这让我难以接受，一直在内心追问她为什么这样做。

再次见到舒雅，是在咨询室外，她穿着一袭墨绿色长裙，画着淡淡的妆容，状态很好。她对着我微笑，很自然，我却有些自惭形秽。舒雅询问我是否一起面对咨询师，我为此一直犹豫着，内心非常渴望和舒雅在一起，但害怕舒雅说出来的话我难以承受，最终还是没有勇气一起进入咨询室，于是舒雅单独和咨询师进行了一个小时的咨询。她出来后，真诚地告诉我："这个咨询师功力非常深厚，相信你一定能够走出抑郁的，我马上要出国留学了，以后恐怕没有机会再见，多保重。"舒雅翩然而去，一切就仿佛一场梦。

梦还没醒，我怔在那里，发现咨询师就站在身旁，他拍拍我的肩膀说："进来吧！"我盲目地跟着他进入咨询室，就坐在舒雅刚坐过的位置上，似乎还能感受到她的体温，我的心在颤抖。

咨询师说舒雅是一个极其优秀的女人，别看她的年龄不大，气质里自带着灵魂的香气。舒雅之所以应邀前来，是想彻底对我俩的关系做一个了结，她同意在咨询室里说的所有内容，只要能帮助到我，都希望咨询师可以如实转告。

咨询师还说，我能够把舒雅带到咨询师这儿，对我来说，是需要极大勇气的。

接着，咨询师告诉了我下面的内容："舒雅和你在一起的时候，爱也不是不爱也不是。放开全身心去爱会让你受不了，如果不放开，只是一味地顺从你的心意又会让你内疚而不安。两个人甜蜜的关系中始终笼罩着一层阴影。你呢，没有能力给她什么承诺，纠结着没有任何努力，让她看不到希望，如果继续下去，恐怕不是一个人的抑郁，而是两个人的疯狂了。舒雅知道两个人都无法克服现实的障碍，分开是必然的，于是她在痛苦中做出了分手的决定。"

"一个人的抑郁，两个人的疯狂。"这句话如同一颗深水炸弹，触碰到了我内心最深处隐藏的秘密。在与舒雅的交往中，我潜意识中无休止地释放着内心的痛苦，这无声而有力的信息，舒雅接收到了，如果她爱我，就会不忍心看到我这么痛苦，从而主动结束这段恋情。我呢，虽然痛苦，但却不用承担破坏恋情的责任，还可以有理由怨恨她。所以说看似是舒雅主动提出的分手，推手却是我。

当我在自责中徘徊时，咨询师的声音变得凝重了，他说我拥有世界上很多美好的东西，但是我不仅不能感受到快乐，反而会用各种方法去毁灭它，因为我内心深处根本不能去驾驭和享受这些美好的东西。我的自恋就是毁灭的代名词，内心珍视着生命，却没有真正地去争取和掌控过自己的生命，不但没有活好自己，反而会去腐蚀和消耗更多的生命，比如舒雅。

"不可能是这样的，怎么会是这样的呢？我爱舒雅，我不想伤害她。"我捂着耳朵，痛苦地呐喊着。咨询师不再说话了，沉默如同一团乌云，不断饱吸着水分，变得更厚重了，顷刻间就会坠落将我淹没窒息。

很长时间后，咨询师才再次开口："看到真实的自己很痛苦，但这是成长必须要经历的磨砺。你说爱舒雅，但舒雅感受到的是你的脆弱。她说你俩的美好就像冰激凌，入口味道很好，吃完肚子很痛。"

当我看清楚，无论多么美好的机会，多么美好的爱情，我都无力掌握在自己手中，去享有去品味，这是多么可悲的现实！抑郁是我无意识中选择的生活方式。

按照咨询师的说法，我患上了心灵癌症，心理冲突就如同癌细胞一样吞噬着我的能量，让我无力化解滋生出来的许多纠结，还试图把别人拉进来帮忙，结局是纠结越缠绕越多。他引用了柏拉图的一句话："我们无法对自己的灵魂深处说谎。"一旦说谎，我们的世界将不断地崩塌，直至生命最后时刻。

这个咨询师是个真正博学之人，博学到他能够把许多看似没有关系的东西联结在一起，让你看到其中的本质联系，这也是他吸引我的地方，总能在无意识间触动我心灵的弦，促使我不得不面对。我的确在对自己的灵魂撒谎，更直白地说，我从来没有为自己真正活过，一直活在父母的期待中，别人的羡慕中。"我活在风光中，泡在孤独中，最终会死在抑郁中！"我对自己的总结标签一直深印在脑海中。

心理冲突有三个不同层阶，**最外层是现实的冲突**。比如在我和父母的关系中，在我和妻子、女儿的关系中，在我和同事的关系中，以及在我和舒雅的情爱关系中，我都在回避矛盾，用自己的痛苦阻断他们和我真正的沟通。我没有穿越现实的能力，只能讨厌这丑陋的现实。

咨询师说："你所讨厌的事情正折射出自己的不足，当你拥有了和丑陋的现实共处的能力之后，才有资格去讨厌什么，否则这种讨厌是一种巧妙的逃避。"

**中间层是自我性格的冲突**。性格是一种习惯性的模式，是可以改变的，只是改变起来不易。如果人们依着习惯形成的性格特点做点违背内心的事情，就会造出无数的纠结，比如我性格中的只想不做模式，只能让我离自己的目标越来越远，纠结越来越多。

**最深层的冲突是始终存在的，那就是生死冲突**。一个没有真正活过的人，会越来越怕死。20世纪存在主义哲学家海德格尔说"向死而生"，而我是"向死而死"。

冲突唯有真正面对和处理，才是解决之道，否则只会越积越多，把整个人拖入到纠结之网中，越挣扎堕落得越快速。

咨询师说，我不但没有去面对冲突，想方设法地化解冲突，反而视而不见，甚至从冲突中获得某种满足感。这个说法我前所未闻，不知是何意。

于是咨询师剖析了从冲突中可以获得的三种满足：**虚幻的满足、无效的满足、发泄的满足**。

咨询师认为，抑郁症患者由于内在极度空虚，当无法用实际的能量来满足内心需求的时候，就会利用各种冲突来达到目的。首先是用大量的幻想来满足，比如自欺、白日梦、寄托于超人或救世主等，幻想得来的填充物远比实际努力去获得填充物速度快，耗费的精力少，这种方式对于患者来说，是值得骄傲的捷径。其次，用观念代替现实，用招式应付外压，挣扎着做些无效的满足。小的时候，患者学会利用撒娇卖萌获得周围人的帮助，长大后，仍用这些幼稚的手段逃避承担责任，但躲得过初一躲不过十五，患者只求躲过一时是一时，不惜以牺牲未来为代价，获得当下的满足。最后，随着现实的压力越来越直接，人际关系越来越紧张，患者再也无法像过去一样无忧无虑生活下去了，终究到了无法应对之时，就升级自己的控制手段，比如割腕、自杀、情绪崩溃等，努力维持着已岌岌可危的平衡，即便这种满足没有了快乐可言，只要自己的控制能够抓取到一个替代物，就还可以支撑久一点，这是发泄的满足。

上述讨论显得有些晦涩难懂，结合着我自己的内心世界，倒是非常贴切。我把内心的冲突堆积在那，就像打扫室内卫生，垃圾懒得丢出去，就扫到地毯下面，反正眼不见心不烦，看不到只当不存在。不承想，垃圾堆积，会腐败变质，散发出臭气。臭气就是我的抑郁情绪了，我可以借题发挥，有时候沉溺在痛苦里，幻想着自己是个被困在人间的超人，具有天下无敌的本领，只是无伯乐看到，内心淡淡的苦涩让我有一种时光缓缓流逝的存在感。因为痛苦，我可以不做事少做事，犯了错误领导也不忍心批评我；因为痛苦，我可以控制全家人的情绪，尤其是妈妈，乐着我的乐，苦着我的苦。如此看来，冲突不处理，我确实是"获益"的。

## 独特的逻辑

"你生在一个富裕的家庭中，博学而多识，很难体会那些为了生存而劳碌奔波的底层人们，每日关注着各种生活琐碎，会是什么感受。你独特的逻辑，让你可以看到别人看不到的，感受到别人感受不到的现象。同样，别人眼中的世界你也看不到，别人感受到的感受你也不了解，你深情而绝望地在自己的世界里游荡，如同一个没有重量的幽灵。"

咨询师的无情剖析如刀子一样扎进我的心里，原来我接触过的咨询师，给予我的都是笑脸、温情、体贴和鼓励，而他就如同一个外科医生，不麻醉就开膛破肚做手术，这让我感到非常痛苦，甚至很愤怒。但我内心里知道他是对的，温情不能帮助我，客观冷酷的分析才能拯救我。既然内心中已经决定，跟随他一起揭开抑郁症真正的面纱，我必须咬着牙坚持下去。我知道，将自己打碎了再重新组装，这个过程毫无疑问是痛苦的。但不咨询时，我也是痛苦的呀，只是咨询带来的是有希望的痛苦，不咨询时要忍受绝望的痛苦。

咨询师说我用无人可敌的博学挡住了别人质疑的眼光，活在完全由自己臆造的王国中。但这个王国并不太平，压抑的无数纠结总是伺机造反，扰乱内心的秩序，于是，"一切都是世界的错，现实太肮脏，无法接纳清纯的我，唯有离开，我的灵魂方能得以安宁"。这样的论调安抚了我受伤的心，强化了防御，故步自封，让外界的信息插翅难进。

"如此看来，我的所谓博学不是让自己活得更明白，而是更糊涂更抑郁了。"

咨询师肯定地说："是的，你的博学给你带来的是纠结的三个固化体系，其实不只是抑郁症，诸如强迫症、焦虑症、恐惧症等神经症都有这样潜在的无形体系在发挥着作用。"

"第一个就是自创的思维体系。之所以要自创一个体系，是因为自恋，把自己当神，不接受这个现存的世界，又没有办法去改变，还不愿放弃、屈服，怎么办呢？只有再造一个。正如哈姆雷特所说：'上帝给你一张脸，你自己又再造一张脸。'自创思维体系的本质是涂脂抹粉，是让自己感受好一点的可怜自欺。有了这样的思维体系，患者就可以按照自己的意愿随意解读世界，因为是自创的，可以变化万千，任他人百口也无可辩驳，这是每一个抑郁症患者的生存之道。

　　"第二个是无人能敌的表达体系。抑郁症患者的真情演绎，可以感动苍天，却无法感动真正的人心。因为患者无论是明里说还是暗里唱，所言一切都围绕着'我'字，而这个'我'是虚幻的，几乎不存在的，就是一个'空'。患者描述的多是自己的感受，自己虚幻世界中的细枝末节，正常人的思维根本理解不了。尽管他们说的话别人都听明白了，但要表达的内涵只有自己能懂。抑郁症患者很孤独，有着丰富的表达能力，却无法准确地表达心声。

　　"第三个就是过度的防御体系。完整的皮肤，可以保护体内的肌肉和血管；适度的心理防御机制，可以保护精神世界的安宁。防御机制最初由弗洛伊德提出，主要是指通过无意识地歪曲现实，来避免或减轻消极的情绪状态，维持内在的和谐。每个人都必须有防御机制，就比如合理化（阿Q精神），自己找个台阶下。投射也是一种防御机制，是把自己不喜欢的特性放在他人身上，通过批评指责他人，让自己心安。但若防御机制过度或过于顽固，而且多是不成熟的，包括压抑、分裂等，就完全、长久地歪曲了现实，把患者和现实隔离起来了。这是抑郁症患者认知错位的根基，基础不牢，上面搭建的一切观念都经不起现实的考验。"

　　咨询师称赞我真正开始了勇气之旅，不管这一次出于什么目的，我竟然主动联系舒雅来见咨询师，能这样做，对于我来说，真的很不容易。舒雅眼中的我，和我自认为的自己，根本不像是同一个人，我们对同一段经历的反馈差异竟然如此之大，这让我看到自己的想法与舒雅、与咨询师截然不同的原因——我有着自创的解释模型。

　　我开始对自己的认识动摇了，心中的"我"面临瓦解。

　　咨询师推荐我学习美国心理学家贝克所写的《认知疗法：基础与应用》一书，其中研究了抑郁症患者最常见的认知误区。认知疗法的原理有三项：第一项是自动化思考，指特殊的刺激会引发个人独特的想法，并因而导致情绪反应。

在作者贝克的精神分析研究中，他曾探讨抑郁的来访者是如何将其愤怒投射到梦境中的，他要求来访者去观察这些宛如反射作用而且很难"关掉"的想法。这些负面的想法即使与客观的证据矛盾，还是会固执地存在着。第二项是**情绪困扰**，个人倾向于会犯"独有的逻辑错误"，诸如有瑕疵的思考、未能分清楚幻想与现实。第三项就是不合理认知，这是人们在处理信息时常见的扭曲情形，**这些已证实会导致错误的假定与观念。**不合理认知有很多，比如随意推论，在没有充足及相关的证据时便任意下结论，这种扭曲现象包括"大难临头"或对于某个情境想到最糟的情况；比如断章取义，根据整个事件中的部分细节下结论，不顾及整个背景的重要意义，就像有人会以自己的错误及弱点来评估自己的价值，而不是以自己的成功来评判自己；比如过分概括化，将某意外事件产生的不合理信念不恰当地应用在不相干的事件或情况中；比如扩大与贬低，过度强调或轻视某种事件或情况的重要性；比如乱贴标签，根据过去的不完美或过失来决定自己真正的身份认同；比如极端化思考，指思考或解释时采用全或无的方式，或用"不是……就是……"的方式极端地分类。

"关于认知误区还有很多，在此就不一一叙述了，我希望你找来《认知疗法：基础与应用》一书，对照着自己的想法，认真阅读和反思，相信对你的帮助会更大。"我用力地点了点头，决定咨询一结束就去买书。

## 防御之后的坑

第一次见面的时候，咨询师用了一个简单的公式来诠释抑郁症，我记得很清楚，当时他写在纸上的公式是：

内心冲突 + 过度的防御 = 冲突性抑郁症

今天的咨询让我加深了对这个公式的理解。

形象地说，当敌人来犯，城中力量还不足以打退敌人时，指挥官能采取的措施就是先关闭城门，加紧准备武器和组织士兵，一旦条件成熟，就可以迎战了。但若指挥官只是把城门关上，然后继续歌舞升平地潇洒过活，总有一天，敌人会破门而入，烧杀掠夺，将指挥官的人头砍下。

同样，抑郁症患者的内心就演绎了这样的悲剧。因为患者内心有无数的冲突不能化解，就不由自主地想出各种方法来安慰自己凄苦的心，无意识地进行自我防御，久而久之，就忘了防御的初心是为保护弱小的心灵争取缓冲时间。在这个宝贵的时间段里，本应该争分夺秒地做能量储备和能力提升的事情，以应对冲突，但是，人们总有懒惰和侥幸之心，不做该做之事，却忙着找理由，加重自欺力度，导致防御过度，最后堕落到虚幻的世界里，沉溺、挣扎，直至痛苦满溢之时还想着要逃避。

抑郁症发展的阶段可以划分为三个时期。咨询师继续诠释着。

**第一个阶段是全能意志期。**在个体成长的初期，特别是在三岁之前，都有一个全能自恋期。此阶段个体心灵稚嫩，有无所不能的感觉，这是个体能够分化成人的必经阶段。但一旦过了此期还继续保有这种万能的感觉，就需要人为地干预了，否则如同"叠币实验"所揭示的那样，下面的钱币位置不正，上面的只能在此基础上叠落，位置偏离得会更多。人也一样，早年的人生方向发生了歪曲，后面的人生为了平衡，只能歪曲得更加严重。抑郁症患者就如三岁的孩子一样，对外界随意诠释，将自己置于现实之上，仿佛有大志向，但呈现的是好高骛远和不切实际，进入一个为作秀而作秀的迷幻境界。这种境界容易让人成瘾而执迷不悟，流连忘返，常常自觉高人一等。如果此时有人让其在现实中碰壁可能会较好地纠正其主观性。

**第二个阶段是挣扎扭曲期。**首先是不愿成熟而逃避，在成人的世界里却不想长大，幻想回到幼时的保护伞下。此阶段如果有长辈的娇宠，这种不想长大、逃避现实的倾向会表现得更加严重，"不想做事，不愿承担"将成为抑郁症患者的梦想和目标，但人正是在做事中体验现实、逐步成熟的。其次是扭曲地解读世界。因不做事而缺少真实体验，不懂现实运行的规律，一味按照自己的意志去扭曲、去想象，强化了一个主观、自以为是、独有的价值观体系。最后是创造隔离的体系。冲突的毒素折磨着个体，为了暂时获得内在的平衡，患者只好进一步地创造隔离的防御体系，让自己缩在小空间中垂死挣扎，但他明白终归会弹尽粮绝，无法支撑，于是质变时刻的痛苦选择就开始了。

第三个阶段是身不由己期。患者在幻想中自我抚慰，纵然死亡也要坚持到底。现实世界的压力越来越大，惊扰到患者，为了确保自己的世界不迅速崩塌，患者把仅有的一点能量继续投注到感觉上。现实冲突没有被解决，倒是滋生出更多有形无形的心理冲突，将患者拖入精神地窖中。

患者不在压抑中死掉，就在压抑中沉溺。死亡和沉溺是两种不同的归宿，死亡是彻底画了句号，而沉溺是让自己从精神层面变异成一个不是自己的自己，慢慢枯萎掉。当然，还有一个可能性，就是精神崩溃，彻底疯掉。

这三种结局让我产生了一个意象：一个鲜活的生命掉到了沼泽地里，要么直接灭顶了，要么挣扎着一点点在下坠，要么人的精神先于肉体崩溃了。这些都是可怕的画面，但也是必然的结局。正因为我内心深处很清楚自己的未来，所以才更加恐惧。一方面想主动灭顶算了，不继续受煎熬；一方面又不甘心，拼命挥舞着双臂，大喊救命。好在我终于遇到了咨询师，他递给我一张爬出沼泽的地图。

咨询师最后语重心长地说："你来咨询之前，生命就处在枯萎中，处于想要自杀的边缘，但只要你坚持按照地图的指引行动，你可以超越上述三种结局，从抑郁症中挣脱出来，而且正因为有这样的挣扎经历，你会变得很强大。"

# 第四章

## 自杀是抑郁症患者的核心之结

这一切都会过去。
——所罗门王的魔戒铭文

# 我们都是要死的

自杀是抑郁症患者一个避不开的话题，也是最具挑战性的问题。

我一直记得美剧《失落的世界》中的一段台词："当你闯入禁地，你会受到诅咒，你不会马上就死，你会受尽折磨。你会尝到逃不出去是什么滋味，你会东躲西藏，恳求宽恕，却被拒绝。你会被记下罪行并被羞辱，你会请求被处死，但又心不甘。最后你还不得不死！"这正是我"死不掉的拖延，活不下去的抓狂，最后还是得求死来解脱"的写照。

了解自杀及其运作的规律是我关注的一个焦点，连续几次我们都是以这个为主题展开咨询，我对咨询师有了更深刻的认识，他对我来说太重要了。我想起舒雅说过这个咨询师很有功力，她为什么第一次见面就感受到了呢？我是进行了五六次咨询才得以确认的，一开始我只是觉得咨询师很独特，可能是我想得太多顾虑太多，导致感受迟钝了吧！有一次我就此与咨询师交流，他说我的想法是合理的，我极具才华但是缺乏对人的判断能力，因为我内心的杂音太多，干扰太大，假设太多，验证太少，缺乏现实的深层体验。我不服气地反问他："舒雅是一个很好的女人，那不是我的判断吗？"咨询师笑说："那是你的运气，而运气不会总眷顾你，你找到我也是你的运气呀。"

人能镇定赴死需要强大的勇气，就像苏格拉底，喝下毒药前还在给学生们上最后一课。同样，人能甘心赴死也需要勇气，就像很多自杀的人，而我正是因为不甘心赴死才开始了这次特殊的求取真相之旅。

不甘心死掉，又不得不死，个体必然会美化死亡，以求自我安抚。比如试图自杀的人会告诉自己，死亡就像睡眠。这样的想法吸引人趋向死亡，现实中的不甘又拽着人活在世上，暂时达成脆弱的平衡。

咨询师能直指本质，这让我很佩服。我读了大量的书籍，所以，我一听别人说话就能知道他的水平如何。咨询师所说的话朴实无华，又极具见地，不知从何时起，做咨询成了我生活中最充实的时光。

我问咨询师："凭你职业上的见识，能不能给我描述一下人们在死前的感受呢？"他说起一个故事。一个人选择从桥上跳下自杀，没有死成，但他说在自己坠落的时候，脑海中出现了一生的快放，他不愿再死了。因为那个瞬间他看透了死亡的本质，不仅是肉体的消亡，还是一切的不再可能。

咨询师说："大多数人认为去死需要极大的勇气，其实不然，活下去面对艰难的处境更需要勇气，相对而言，自杀倒是怯弱的表现！"他说的这一点我不赞同，我认为自杀需要更大的勇气。

他接着说："你想想，人为什么要主动求死呢？人死之前为什么要找一种无形的力量来支撑自己呢？是人生真的绝望到生不如死以求解脱，还是不愿意再忍受人世间的苦难？屋外太冷，人会进屋；屋里太热，人会跑到屋外。同理，活着不易，人才想到死亡；如果死亡太痛苦，人一定求活。为了掩饰自己的逃避，人们杀死自己时，会把这临死的最后时刻视为一道凄美的北极光，有着'美化死亡'的用意。"停顿了一下，他接着说："我自己在青春期也曾有过自杀的念头，在医院工作时，我抢救过许多自杀的患者，而在咨询工作中，我又多次触碰这个人生课题。所以，关于自杀，我有着自己的思索和感悟，我喜欢深入人们的内心世界去探索生死问题，这是提升自己活着的质量的挑战。"

这是他少有的自我暴露，原来他曾是一名外科医生，也有过自杀的想法，进入心理咨询行业是自己喜爱的挑战。

他问我是否读过莎士比亚的作品，我不但读过，还很精通，《哈姆雷特》中的许多段落我都会背下来。于是咨询师说，那就再重温一下"生存还是毁灭"那一段吧。

生存还是毁灭，这是一个值得考虑的问题；默然忍受命运暴虐的毒箭，或是挺身反抗人世无涯的苦难，通过斗争把它们扫清，这两种行为，哪一种更高贵？死了，睡着了，什么都完了，要是在这一种睡眠之中，我们心头的创痛，以及其他无数血肉之躯所不能避免的打击，都可以从此消失，那正是我们求之不得的结局。死了，睡着了，睡着了也许还会做梦，嗯，阻碍就在这儿……

我沉浸在这段优美的文字背诵中，咨询师说："就停在这里吧。"后面还有很长一段文字我都会背，过去我并没有真正体味语言背后的深意，在咨询室中再次回味，关于死亡我有了更深刻的思考。

咨询师继续说："生存还是毁灭，这是人类自古就很迷恋的一个课题。生与死是相对存在的状态，人生就是在必然而至的死亡背景下，如何坚持到底的过程。

"首先我们需要明确死亡的标准，后续的内容都是建立在这个标准基础之上的。从医学的角度来讲，从最初的心脏不跳动为标准，发展到脑死亡，现在是以新皮质脑死亡为依据。离开医学角度的死亡概念，我们从哲学的角度来探讨死亡标准，那些没有真正地在人世间活过的人，并且停滞在某个人生阶段，就意味着这个人肉体存在着，精神早已死亡了。身边这样的行尸走肉不少，电影中常以'僵尸'的形象来展现，如果你留意，就可以看到世界上到处有僵尸的存在，不看不知道，一看吓一跳。你看到了吗？"

他并没有等待我的答案，接着说："很多人没有这样的觉识，没有活过就胎死腹中，比如情感死亡、精神死亡、意志死亡……只是肉体还活着而已。法国作家巴尔扎克在《驴皮记》中描述过，德国作家歌德在《浮士德》中也曾经专述过，人们为了生存的安宁，无意中早已将自己的'真我'和'灵魂'或者其他什么称呼放弃掉，肉体死亡不过是最后的一个句号而已。"

我没有回应，因为信息量太大。他提到的书我都读过，但想不起来哪里描述过精神死亡、肉体死亡的内容。这让我意识到，我尽管读了很多书，但都如大风吹过，没有留下太多的痕迹，我读书不是为了深入思考，只是装点门面，一知半解就够了。

"肉体死亡是生命最后的终结，一切演出在这里谢幕。人们内心都有着生死冲突，我们想长生不老，不管这个世界多么好或多么坏，都不愿意死掉。死是不得不面对的一件事情，因为死亡就是生命的另一面，意识上我们都知道这一点，但却常常否认。

"真正面对死亡时，我们会思前想后，思自己，思和自己有关系的人；想死后别人的看法，想自己说也说不清的种种担忧。内心想象着最后感性一跃的唯美画面，我们从生命的崖上纵身而下，衣带翻飞，秀发飘逸，背景是仙乐阵阵，彩云袅袅……想象中，死亡的过程是美的，死亡的可怕结局就插不进想象的空间了。

"人会不自觉地美化死亡，把死亡当作苦闷人生的最后出路，一直放在心头上发酵酝酿，等待张力凝聚到沸点，一步一步将自己逼到悬崖边为止。既然生不如死，选择自杀当然是无比美好的。如同有个美女在前方呼唤着自己，完成这最后的一跃。"

说到这里，咨询师停了下来，他给我续了一杯新的咖啡，咖啡的香味和我们谈论的话题形成了强烈的对比，显得有些诡异，仿佛真有什么东西在向我招手。

他看着我说："我们谈了这么久关于死亡的话题，其实死亡是一个谜，毕竟人类从来没有接收到从死亡传回来的信息，我们谈论死亡是为好好活着服务的。接下来我们讨论抑郁症患者是如何听从死亡呼唤的。"

## 抑郁症患者之死

抑郁症如同某些癌症，发现早完全可以通过手术根治，若发现晚，到疾病后期，癌细胞转移了，治疗会变得极其复杂和低效。抑郁症早发现早治疗，效果很好，治疗晚，很容易复发。

咨询师首先界定有两种不同的抑郁症，因为病因不同，所以处理上有本质的区别。比如，两人表现的都是发热，一个人是因为细菌感染，另外一个人是积食导致的，前者需要抗生素治疗，后者少吃点饭就可以了。抑郁症可分为冲突性抑郁症和病理性抑郁症两种，前者主要是因内心冲突堆积导致的，生理上没有明显变化，有效的心理咨询可以挽救生命；后者生理上发生了明显变化，必须用药物治疗。比如明星张国荣，自小独自闯荡世界，遭遇到诸多的社会不公，又因为同性恋引发了公众的争议，他长期处于各种矛盾之中，非常痛苦，最终跳楼自杀。张国荣患的抑郁症就属于冲突性抑郁症，也就是临床上说的神经症性抑郁症。关于自杀，他是犹豫了很久的，迟迟下不了决心，最后因某个突发事件推了一把才丧命的。美国著名影星罗宾·威廉姆斯，生活中没有什么化解不了的矛盾，他的抑郁是因为体内激素水平等发生了很大的变化，必须通过药物来治疗。他在家中自缢身亡，这是很难人为避免的，因为关于自杀他是没有纠结的，只是一味在求死解脱，即便一次被人为拦下，下一次他依然会决绝而去。

这让我想起曾在书上看到过的一段描述，应该属于冲突性抑郁症的心理变化轨迹了，抄录在此，供大家了解。书上是这样写的：因为我们的脑子已经不太想得起快乐的记忆，积满了愁苦，"生命即是苦"的结论会逼得我们活得很累。相对于"生"的"死"，遂变成了休息，变成了放松的代名词，也变成了一支永远奏下去的安魂曲，在对我们温柔地吟唱。想到了死，让我们遍寻不到出路的脑子，仿佛意外捡到了一张"走出迷宫"的地图。我们不见得非去死不可，但是一想到可以死，确实就有一种暂且松一口气的感觉。我们备而不用，然而想用便随时可以拿出来用，那种念头正像母亲的手抚慰着生病的小孩。

正常人恐怕很难理解抑郁症患者脑中那种"没有出路"的绝望滋味。其实我已无心寻求外人的理解，急着想要走下舞台的人，是不会在意观众们给不给掌声的。

当我知道我属于冲突性抑郁症时，我有了生存下去的希望。通过我自己的治疗过程，我意识到，对于冲突性抑郁症，单单借助药物治疗，效果并不好，很容易复发，补充上有效的心理治疗，促自我成熟，才是根本的解决之道。

我问咨询师："药物治疗加心理咨询是对因治疗，单药物治疗，对于冲突性抑郁症，只能算对症治疗，是这么回事吗？"

咨询师曾经是外科医生，他说我的描述非常准确。

"我过去也是一边吃药，一边做心理咨询，但效果并不明显，看来心理咨询师的水平是非常重要的。我很庆幸遇到了你。"

"咨询的效果其实是由咨询师和来访者共同决定的，咨询师能否看透本质和咨询功力固然很重要，但来访者的行动力更重要。咨询师水平再高，来访者就是不做指向目标的事情，那么什么改变都发生不了。"

我使劲点点头。接着我问了一个长期困扰我的问题："心理咨询师如何应对来访者的自杀呢？"

咨询师想了想，说："先给你介绍一个案例吧！"

"我有一个女性来访者，40岁，有一个阶段，她非常想自杀，因为感到一种莫名的忧郁。她甚至开始实施自杀计划了，于是我就和她讨论具体的细节，比如准备用什么方式来死，打算什么时候进行，在什么地方最合适，死后孩子怎么安排，用什么方式告诉丈夫……我俩谈论死亡，就像在谈论如何筹备一个会议、组织一场婚礼一样，坦然自若，其中蕴含着智慧的艺术。由此让她觉察到，具体实施死亡也是一种压力，跟现实生活中的压力比起来，策划死亡压力也不小，那还不如面对现实解决压力呢。通过这样的讨论，她不再想自杀的事情了。

"原来的她关于自杀是朦朦胧胧的感觉而已，内心呈现出一幅凄美的画面，让自己逃避到幻想中自怜。当把自杀的感觉转变成行动时，原来幻化的场景完全走了样，她想到的是跳楼会摔成一摊肉泥，摔不死会多处残废，二次自杀需要巨大的勇气；吞食药物会腹痛难忍，会呕吐，身体会发黑；上吊舌头伸出来好恶心；割腕怕痛又怕见到血……

"因此，从本质上来说，来访者求死是在逃避生活的重压，是自我迷失的表现。如果有一个人可以依靠，她就不愿意去死了。但是若无人可以依靠，压力无法化解，她就会惶惶然地用美化死亡的绮丽之想，诱惑自己在自醉中迷迷糊糊地赴死。"

通过咨询师谈到的案例，我认识到大众普遍有一个误区，就是认为死亡是禁忌，避而不谈对于抑郁症患者来说是更好的选择。其实不然，直言死亡，像我和咨询师所做的那样，让光把陷阱照亮，人倒不会轻易掉下去丧命了。

"死是一种自我的慰藉，这是许多抑郁症患者的真切感受，我们可以看出他们对死亡的玩味已达到艺术的境界，当然，这是无意识的动作。正因为关于死亡的话题在生活中无人可谈，抑郁症患者只能在自己的脑海中编排着、上演着，求取自我安抚。生不如死，死就是最后的解脱，不但能带走生命，还带走了真相，那就是抑郁症患者根本无力承受现实的负荷。自杀者本是逃兵，却被当成带着勇气光环的斗士，这是多么大的嘲讽。"

"我想这一点你一定有更深刻的感受。"咨询师冷不丁地问我，让我有点一下子没回过神来，但很快，我明白了他的意思，我惊讶他的良苦用心，在看似漫谈的氛围中，不知不觉让我跳出自我，从局外的角度更清晰地看自己，然后突然把焦点巧妙地拉回到我的身上，让我意识到，我就是讨论的主角。

这个意外的发现，促使我更想进一步了解咨询师面对自杀之人是如何应对的，我直接表达了我的想法。

咨询师说："在咨询室中面对自杀是一件很棘手的事情，但也是咨询师必须面对的挑战。新手咨询师遭遇此类事情，感到紧张是自然的反应，但咨询师的职业要求是必须承担责任，找到来访者自杀的真正原因，并有效化解危机。

"我曾经遇到过出于各种原因而想以自杀方式得到解脱的来访者，有迫于生活压力的，有受到情感冲击的，也有丧失亲人痛苦万分的，还有感到人生无意义的，或者玩心理游戏把自己玩进去的，当然最多的就是抑郁症来访者了。想自杀的人向往死亡，但真正迈出这一步的人并不多。一旦摧毁了自杀的努力，倒可能成为发生质变的起点。形象地说，每个自杀者在自杀前会不由自主地吹起一个让自己决然离世的迷惑气球，把自己装在气球内，当气球被针刺破，'啪'的一声响后，气球成了碎片，自杀者会突然感到自杀也没什么意思了，所以会转念，不再有自杀的想法，从气球中走出来的是一个全新的人。我们前面一直谈的'美化死亡'，就是指自杀者预先吹起来的气球。"

说到这里，咨询师停顿了一会儿，提出要想真正地了解美化死亡的方式，需要先从更宏观的层面了解中西方的文化背景。他看着我，是在征求我的意见。就在这些微不足道的小细节中，我感受到温暖，咨询师一直在关注着我的心理状态，小心翼翼地做着调整，配合着我的需求。

咨询师说："面对自杀的情境，表示出同情很容易，但要做到外科医生般的镇静却是很难的。我们不但要拯救一个生命，更要拯救一个灵魂，所以每一个环节都需要精心的设置，我和你咨询的过程也是如此。咨询是非常耗能的工作，绝不是两个人说说心里话那么简单。"

## 不同的死亡文化

自杀的背后有着文化的深远影响，如果没有意识到这一点，只关注到表象，往往抓不住关键，会让不该死的人白白死掉。

不同的民族对于死亡有着不同的观念，行为上也就有了截然不同的选择。

古希腊神话中，有一位国王在森林中打猎时抓获一头怪物，据说这怪物很有智慧，能预见未来，知生死。于是国王问他："什么是最好的事？"那怪物回答说："最好的事就是不要生下来。"国王又问："那次好的事是什么呢？"回答："次好的事就是生下来以后尽早地死掉。"这是一个很极端的例子，由此可见，古希腊文化认为，人生应该是幸福的。如果人生没有幸福就不要生下来，不要在世界上活。其后面隐藏着一个价值观，只有幸福的生活才值得过。

阿喀琉斯的故事就验证了这个观点。阿喀琉斯是希腊神话中的英雄，参加了特洛伊战争，战争打赢了，但阿喀琉斯因其脚后跟有一致命弱点，被特洛伊的王子帕里斯的毒箭射中身亡。死了以后，他成为阴间的冥王。他说："我宁可在人世间当一个帮工，也不愿在阴间当冥王！人世间多幸福啊，有战争，有荣誉，有美色，什么样的欲望我都可以去追求。在阴间，阴风惨惨的，连光明都没有。"所以说人世间是有幸福的，人生是值得过的。

正因为古希腊人认为不幸福毋宁死，所以他们对待人生的态度是乐观开朗的。他们对祖先不太尊重，对历史毫不关心，把全部的价值都放在了此生，只追求现世的幸福，自由自在地寻欢作乐，以充分绽放他们的个性作为生存目的。

然而对于大众来说，骨子里是怕死、不思考死的。孔子有一句名言："未知生，焉知死？"生的问题还没搞清楚，去探讨死的问题干吗，那是没用的，儒家对死亡问题是忽视和排斥的。我们最看重的是"留得青山在"。当然，更高的考虑是不朽，《左传》里面有"三不朽"的说法，即立德、立功、立言。我们总的来说是一个讲责任的民族，你一生下来就有责任了，因为你生下来，父母就对你有恩，你就得报答，除了报答父母的养育之恩，还要抚养子女，这也是责任，个人只是这个责任链条中的一个环节而已。

时间过得好快，我们俩从宏观的层面谈论死亡，给人一种释然的感觉。许多人确实活得沉重，我们要为了父母而活，为了子女而活，很少敢为自己而活。

我的工作，我的妻子，都是由父母决定的，我只是我自己人生的傀儡，父母呢？我的妈妈并不想学医，我姥姥认为女孩子学医对整个家族都有好处，所以妈妈执行了长辈的意愿，一辈在为另一辈而活。我觉醒后，决定要为自己而活。

我想继续深入谈谈美化死亡的话题。

# 美化死亡

人不仅会因为痛苦、孤独而选择死亡，还会因为醉生梦死而萌生出无意义感，认为"世界是很残缺的，人性也不完美，活着还有什么意思呢？"因而求死。但大多数的情况下，死亡是一种自我无处可逃时的被动选择，是不得不死，为了内在平衡，就美化死亡。

咨询师根据大量的咨询案例，总结出八种美化死亡的方式，每一种都呈现出曲曲折折的内心变化。看了这些我才明白，为了自欺，人是无所不用的。下面是我记录下来的主要内容，其中，介绍第一种方式时，咨询师甚至用到第一人称，以自己为剖析对象。

**第一种方式：凄美地感觉死亡，让人在冷静从容中奇妙自醉。**

凄绝的美艳有一种诗意。大二时期，我很脆弱，但当我沉浸在死亡的幻想中时，心变得非常宁静，我发现品味奇妙的死亡感，如同一首哀婉的诗，让人荡气回肠，那一刻甚至对死亡有了些向往，因为现实生活太乏味，根本不会有凄美绝望的时刻。后来我嗅到日本文化中也有同样的气息，日本小说中有许多情节将自杀描述得简直具有樱花飘零之美，非常有诱惑力。在那时，我理解了古时日本武士对于不能摆脱命运之绝望的诠释，剖腹自杀就是典型的美化死亡的表现，甚至达到艺术化的程度。在凄美绝望的感觉中，人会产生像神一般头顶着圣洁光环的幻象，有时伴随着歌声的渲染，令人迷醉，自然地会追随着死亡的脚步，没有品尝过凄美滋味的人，是很难理解的。在迷醉中，死亡就成了最神圣的手段。

抑郁症患者多通过美化死亡来试图解脱自己，宣泄长久压抑的负性情绪。抑郁症患者掌握不了自己的出生，掌握不了自己的命运，但有一个认知，就是可以掌握自己的死亡，同时引发众人的关注，他们向往苏格拉底那种"在人生最后时刻谈笑风生，千百年来仍让后人乐此不疲地评论"的结局。

**第二种方式**：优雅地超越死亡，忧郁如同多味的调料。

世界是不完美的、平淡的，甚至是难以忍受的，那人为什么还要活着呢？因为我们不知道死后是什么情况，是不是比活着还痛苦，意识让人本能地恐惧死亡、厌恶死亡，又不得不接受死亡。而众人皆醉我独醒的自我陶醉，是以看破红尘来衬托自己的脱俗，以不食人间烟火来展现自己的纯洁，以彻悟的感受来聆听内心深处神灵般的高雅，其本质是一种虚假的超越死亡。唯有不妥的是，自己感受到的一切仿若梦幻，心头的不安始终难以挥去。

自古以来，所有的悲剧都有一种深沉和壮美的力量，而忧郁，是悲剧的主角，扮演着超越死亡的英雄。正如一位抑郁症患者的描述："忧郁是卓越的，因为它意味着某种坚持、某种道德上的理想主义、某种沉溺之美的完美主义、某种自我陷溺、某种自恋、某种自怜与自我期许。我们或多或少都遗传着忧郁……"当个体陷入痛苦的时候往往会把自己和神圣连在一起，感觉自己就像上帝一样，为了拯救人类而承受着巨大的痛苦。抑郁症患者认为自己背负着的痛苦是有价值的。

**第三种方式**：将死亡视为温柔的幻境，如同在梦中，如同回家。

有一位抑郁症患者是这样说的："很多人指责我们的自杀行径是懦弱，是逃避。从世俗的观点审视，这或许是对的；但若从我们自成逻辑的观点看来，我们倒认为本身并非懦弱，也非逃避，反而极可能是——自以为挑起担子，正在解决问题。"

死亡的幻境给人一种亲切感，纵然这种解决问题的行径完全是扭曲和不真实的，但正是通过幻境，让患者以为他看到的就是真实的，他跳下深渊的行为在幻境中是飞向天堂。当咨询师指出他们是由于自我的弱化才如此对待生命，他依然有话说："即便被归于懦弱或逃避，这也是因为抑郁症患者的脑子像一面哈哈镜，才制造出扭曲的生死影像，很难以平常人之心加以评估。更精准地说，死亡，对我们有一份诡异的亲切感。因为它意味着可以舒适地睡上一觉，长长久久地睡着了，不必再醒过来，重新被下一天的愁苦笼罩，看似永无脱困之日。显然地，没有被那种心灵愁苦吞噬过的人，实在无法理解我们是怎样身心俱碎。就像渴了要喝水、饿了要吃饭的生理反应那般理所当然，想要催眠自己不能好好入睡的灵魂，自然而然就会想到永恒的安息一途。"这种通过幻影走向死亡也是最常见的一种美化死亡的方式。

**第四种方式**：把死亡作为最后的依靠，活得太累而无力前行。

死亡是一种安慰，一个人想到冥冥中还有死亡这一条路，会感到背后有座靠山似的，活得有安全感，这是相当奇妙的"死亡思维"。死亡也是一种温暖，就像浑身湿冷的流浪汉，为了取暖，会站在汩汩的火山岩浆旁，明知道危险无比，稍有不慎，就会"滋"一声化为灰烬，万劫不复，还是禁不住要靠得很近，盼望能在冰冻世界里抓到一丝丝暖意。

死亡是一种解脱，比如硬汉海明威，最终因抑郁而自杀身亡。他在《老人与海》中写道："他在牡蛎中吸出大海的味道，失落感从此消失，取而代之的是一种幸福的感觉。"同样，海明威从生活中也时时吸出死亡的味道，从而获得最后的归属感，如同回到上帝的怀抱中。

在面对死亡的时候，人们难以摆脱矛盾冲突的心态。正因为内弱，患上抑郁症；也正因为内弱，才对生或者死都表现出不甘心。生不如死，要死无法坦然地举起结束自己的双手，呈现出一种莫名的恐死，就作秀般诱惑周围的人来阻拦自己。活着求死，死时寻活，显得冲突又猥琐。有一个统计数据显示，女性自杀率是男性的两倍，而自杀死亡率却是男性的二分之一。这些作秀中就包含着很多内心冲突的心态。

**第五种方式：死亡是因无知而生出的幻想。**

由无知而生出的幻想，让我们把死亡当作解决人生难题的一个妙招。无知滋生神秘感，神秘又可生出无数的涟漪，禁忌就是涟漪之一，禁忌让人神往，促人破戒。比如说，当性被列为禁忌，更能激发人们浪漫的想象，让人奋不顾身地投入进去。死亡的禁忌也是如此，我们的文化和习俗把死亡当作忌讳，人们或绝口不提，或能避则避，导致很多人在成长的过程中，自我的心灵对死亡没有应变能力。死让我们生出很多美妙的想象，特别是当我们无知而绝望的时候，它就仿若一首安魂曲。

**第六种方式：自杀情结，至死不变的推倒还可重来。**

自杀情结，跟我们一生当中某个重要的人之死有关，譬如父母、手足、配偶、朋友的过世，所造成的惊恐、伤心、疑惑，始终没有被妥善地疏通和安顿，囤积在体内，转而变为一种对死亡的深沉怨怼，自杀遂成了赌气式的反击，好像自己能通过自杀和重要之人建立联结，使自己在现实的国度中感到悲怆的支持，在未来的国度中不再寂寞和无依无靠。

基于"一死了之的终点安慰"的自杀情结是某些抑郁症患者消除内心冲突之结的方法，他们毫无顾忌地戏弄内心冲突之结，因为他们认为到了无法承受之时还可以一死了之，如同一个把事情搞砸了的人总有一种推倒重来的冲动。但事情可以推倒重来，生命只有一次，只能推倒，无法重来，抑郁症患者常常自己把自己玩进死亡的陷阱之中。

**第七种方式：随心所欲地控制游戏，心中有数逗你玩。**

一个来访者抑郁到了极点，然后又突然豁然开朗起来。就像一个人冲到悬崖的边上，周围人担惊受怕着，但他心里有数，自己掌控着底线呢，可以随意找个借口放生自己。生活中开车者和坐车者的心情是不同的，坐车者比开车者更心惊肉跳，因为他没有握着那个方向盘，心中是无底的。玩弄自杀游戏的人就是握着方向盘的人，坐车的人往往是他最亲近的人，关注他关心他关爱他，还无法质疑他，只能提心吊胆地坐在车上陪葬着爱意。

**第八种方式：**死亡是深沉自恋的变形，也就是自我的爱怜，没人疼爱的自我安抚，生如此死亦如此的内心悲哀。

从深层角度分析，美化死亡和自杀都是一种深沉自恋的变形，这是一种疼爱自己的仪式。举凡感到没被好好疼爱过、关怀过、鼓舞过、赏识过的幼小心灵，在长大的过程中，这样的失落感便会一再地回来骚扰，有时严重到必须关起门来谢绝一切，单独进行一场"疼疼自己"的仪式，好像世界飘远了，只剩下自己。这时，内心深处一股自悲自怜就会升起：别人不会体谅我的，别人不会支持我的，别人不会疼惜我的。随即觉得自己变得无足轻重起来，似乎完全可以释怀了。

最高峰的自恋就是患者浮沉在自杀的伤感中，自己举办着庄严的仪式，就比如在书写遗书时，分裂成两个"我"，一个我在写遗书，另一个我飘在半空中，俯视正在写遗书的那个我，以全然了解的心，一边默默看着，一边生出怜悯，蛊惑着还有一点理性的自己：死亡就如同睡着了、睡着了……

咨询师谈论死亡就如同谈论着一首诗，饱含着感情，却没有丝毫暧昧之意，我的内心被深深地震撼了。

我对自杀有了一种更深层次的了解，我体悟到，死亡的美好正是一种对于生命渴求而不得的纠结，是无奈之下编排出来的幻境，可以安抚自己继续逃避生命之旅，然后，在梦幻中结束对生命的实践。我又想起了济慈的那句诗"我相当渴望安逸的死亡"。

# 第五章

## 生命的隐现，他人的存在

"从平凡到非凡的转变不会转瞬发生，每个故事都有开端……当我们欣然面对自己的本质，我们的潜能就是无限的，未来充满了希望。但是当我们否认我们的本能，与内心深处的欲望抗争时，未知就此开始，这条路通向哪里？变化什么时候终止？对于那些恐惧前方的人，最重要的是，我们真能改变自我吗？"

——美剧《英雄》

# 生命的觉察

自从和咨询师探索了死亡的话题后，我就仿佛真的死过一回，重获新生，甚至有了些生机勃勃的迹象。

过去的我始终就像一只迷路的羊羔，在山路上转来转去却找不到出口。经过这一段时间的心理咨询，我感到内心隐秘的地方发生些松动，视野也开阔了不少。

我很想知道我是怎么就发生这样的变化了，咨询师用到一个词"心理图式"。他说转变起始于心理图式的转变，行动是在心理图式的驱动下完成的，我们每次咨询都在一点点地更换着我的心理图式。

首先要判断，我有着怎样的心理图式。咨询师说对于不同的个体，要用不同的方法来更换心理图式。对于有内在能力的人可以用"认知"更换，只要他们知道某种更符合现实的道理，马上就有能力去践行；而对于无内在能力的人，可以用"行为"来更改其心理图式，他们实际做了某事之后，会产生新的感受和体会，这时候进行总结和升华，就产生了新的心理图式，反复运作几次，心理图式就会固定下来；而对于虚幻创制心理图式的人，只能先让他们觉察到自身"毁灭的镜像"，再种植进去新的图式，看到不同图式的结果，自行选择。显然，我是第三种人，创造了无数的幻象，活在自造的世界中。我突然意识到咨询师为什么那么详细地和我谈论死亡以及我最后的自然结局，那正是"毁灭的镜像"！

"打个比喻，更容易理解。"咨询师说，"地球是宇宙中最神奇最适合人类生存的美丽星球，而人是地球上最智慧的生命，但是因为人类自己的贪念和邪恶，导致天空越来越阴霾而不见阳光，世界越来越不太平充斥着战争。只有意识到是人类自己搞砸了环境，才可能修复地球和拯救人类。同样，抑郁症患者也要首先意识到是自己在虚构幻化生活，在弱化自身能力，才导致跌入负性情绪的泥潭中。只有承担起该承担的责任，才可能更换毁灭的镜像，建立新的心理图式。让抑郁症患者意识到原有图式在走向毁灭，是需要咨询师精心设置的，让最后的结果来说话，患者不得不调整方向，走向希望。"

我说："我莫名地惶惶不可终日，是因为我已经感受到自己在走向毁灭，心不甘，但又无力阻止。就像人坐在陡峭的滑梯上，根本刹不住车，只能顺着惯性往下冲。原来是自己的心理图式在发挥着作用。"

咨询师明确指出我对事物有精准的预言，包括自己的命运，预言源自深层的直觉。这种能力不是一般人拥有的，而是抑郁症患者特有的。正如罗洛·梅在其《爱与意志》一书中所描述的那样："艺术和神经症都具有预言的功能——艺术家与神经症患者都体验到并且表达出他们的社会潜意识和无意识深处的情形，不过艺术家是以积极的方式，而神经症患者虽然也同样体验到隐藏在文化下面的意义和矛盾，却不能为他自己和他的同胞，把他的体验组织成为可以传达的意义。"

"凡有精神问题的人，都在自己的血肉之躯中，负荷着时代的冲突，并且注定要通过自己的行动和挣扎，预言日后将要全面突入到社会中来的种种问题。"

我的确有着一种预言的能力，能看到即将发生的事情，但我的预言大都是悲惨的结局，很少会有高光时刻。

咨询师给我讲了卡桑德拉的故事。在希腊传说中，卡桑德拉是特洛伊最后一位国王普里阿摩斯的女儿，长得很美，且有预言能力。阿波罗向她求欢遭拒后十分恼怒，就对卡桑德拉施以诅咒，让她虽然可以准确预言灾难，但她的预言非但没人相信，自身还会遭到人们的憎恨。于是后人把发布招致灾祸言论的人称为"卡桑德拉"，意思就是乌鸦嘴。抑郁症患者命中注定要扮演卡桑德拉的角色。

为什么抑郁症患者会有比别人强烈的预言天赋呢？是因为他们把大部分精力投注在内在感受上，敏感脆弱，有一点点风吹草动都能第一时间接收到，而且因为他们的心理图式是悲观的、灰暗的，所以对那些令人焦虑的、可怕的信息更敏感。

抑郁症患者怀抱着伟大的使命，绝不做普通人，他们的责任是要拯救人类，但没有储备拯救的能力，除了要承受心想事不成的痛苦外，还要承受自己对上帝的承诺不能实现，必遭天谴的恐惧感。

尼采把人对生命毫无保留的肯定视为一切本能中最深刻的本能，正是这种本能让抑郁症患者知道人类终极的目的是成为自己或超人，可是要成为超人需要付出极大的艰辛，本能又会让充满上帝情结的抑郁症患者不愿意付出努力，当然不可能成为自己。于是这些自命不凡的"天选之子"，选择走上了一条投机取巧之路，幻想着能不付出就获得，或者试图鼓动着他人成为自己的垫脚石，来换取成功的筹码。投机取巧，看似是聪明人的捷径，其实是生命能量虚耗的愚蠢之举，生命衰竭得更迅猛。

我明白了，为什么斯巴达人在男孩子还很小的年龄，就把他扔到离家很远且环境恶劣的地方，看他能否自己回家，如果回不来也就自然淘汰掉了。这种做法看似残酷，但自小就把孩子培养成战士，让存活下来的生命散发出应有的光彩。而我的成长环境非常优渥，没有经过现实的磨难，我自然没有成为战士，也注定是要被社会淘汰的。我渴望当英雄，但是悲剧式的英雄，就像"不肯过江东"的项羽，因为我预言到自己的命运必然是一场悲剧。

## 亲爱的父母

我是独子，父母都是天之骄子，20 世纪 80 年代的大学生。他俩是同班同学，毕业后，妈妈做了医生，在家守着一份稳定的工资收入。爸爸出去闯荡，从事医疗器械销售。这个组合让我们家很快就达到小康的生活条件。1989年，我出生了，我享受到同龄人中很多人享受不到的物质条件，最初被父母送到昂贵的私立幼儿园、私立小学，后来去了当地最好的公立中学。从小我就感觉自己和别人不一样，我阅读了大量的课外书籍，出国游览了不少的名胜古迹，我觉得同学们是浅薄无知的，但为了不被他们孤立，我戴上厚厚的面具，假装是个随和、温柔、没有个性的乖乖仔。

爸爸因为工作忙碌而很少顾及我的教育，他最喜欢做的事情就是给我买礼物。在我记忆中，最高兴的一次，是我过十岁生日，他买回来了一款电子游戏机。那时能在家里玩游戏是一件非常奢侈、值得炫耀的事情。爸爸和我都特别喜欢"命令与征服"这款游戏，我俩愉快地合作着，轮流上战场，他睡觉时我来打，我睡觉后他接手，竟然打到一个高级别段位，这是我和爸爸最开心的记忆了。有了游戏机以后，我还交到好几个朋友，我带他们到家里玩，他们都非常羡慕我。

妈妈对我的生活和学习都非常关心，有时她从医院做完手术回来很晚了，也会为了我，不辞辛苦地做美味的饭菜。妈妈对我的成绩要求很高，如果没有考到班里前三名，她就会大发脾气，说自己如何累，我如何不争气之类的话。她甚至没收了我的游戏机，让我又恨又怕。

上高中的时候，我喜欢上了一个漂亮的女同学，妈妈知道后，非常惊慌，甚至背着我去找了那个女孩的家长，我不知道他们都谈了些什么，总之，再次看到那个女生，她的眼神中充满着幽怨和愤怒，再也没有搭理过我。在那个阶段，我迷上了一款网络游戏，放学后就跑到游戏厅玩，把所有的零花钱都砸了进去，学习成绩直线下滑。这也是在表达对妈妈的愤怒吧，我只有沉浸在游戏中，内心的痛苦才得到些缓解。

父母为此大吵了一架，妈妈责怪爸爸给我买游戏机，爸爸责怪妈妈做事太冲动，到了最后，他俩甚至要闹离婚，我被吓坏了，感到很内疚，于是开始好好学习，但内心是恐慌的，回到家关注着爸爸妈妈的一举一动，生怕他俩为我吵架。

我的学习成绩突飞猛进，重回到班里的第一方阵，家庭和好如初，但我内心并不开心，父母只关心我的成绩好坏，没有人试图了解我内心的苦楚。

顺理成章，我考进了一所重点大学，毕业后通过妈妈的关系进入体制内工作，过着令人羡慕的日子。

但业余时间我经常偷偷跑出去打游戏。看起来，我只是有点懒散，结婚有了孩子后我仍然如此。我时常感受到内心深处堵塞着一团团乌黑的东西，令我呼吸不畅，有着莫名的悲伤和绝望感。在游戏中可以忘掉一些，释放一些。

2018 年我遇到了舒雅，开始了婚外恋。最初，我们的关系如漆似胶，我感到前所未有的轻松快乐。半年后，我俩的关系发生了质变，最终不得不分手。

我患上了抑郁症。

妈妈为此操碎了心，帮我联系知名的精神科医生和心理咨询专家。我按时服药，定期咨询，效果都不十分理想，情绪时好时坏，父母、妻子跟着坐情绪过山车，他们痛苦着我的痛苦，尤其是妈妈，全部精力都用于对付我的抑郁症了。

## 情感的迷茫

记得咨询师曾说过："最亲的人对你影响最大，如果这种影响你无法摆脱的话，会成为一种羁绊和束缚。成熟就是在内心杀死那些最熟悉的人。"

当时，首先进入我意识的人是妈妈。妈妈太关心我了，她的优秀如一股强大的力量让我不敢有一丝丝的质疑，如果我做了一些不合常规的事情，就感到一种深沉的罪恶感，觉得亵渎了妈妈的纯洁。但是，我始终感到和妈妈有着无法逾越的隔膜，那是一种想说也说不清楚但能深刻感受到的隔膜。我知道隔膜后面掩盖着控制。

我想起一次可怕的经历，妈妈好不容易预约上一位"心理大师"，她要求我去做心理咨询。无奈，我去了。

咨询师是一位40岁左右的女士，身材微胖，一副养尊处优保养有加的样子，戴着精美的首饰。她的咨询室规模不小，占据一栋高级办公楼中的一整层。

和她咨询的过程中，我感到异常心堵。她根本不听我说些什么，只是要求我按照她的指示做这做那的。比如她让我对着一张空椅子说话，说想象着那张椅子中坐的是我的母亲，我会对她说些什么？我说没有什么好说的，为什么不让我当着妈妈的面和她说呢？她就在咨询室的外面。女咨询师说对着空椅子，容易把内心的潜意识激发出来，一旦潜意识浮现，所有的烦恼就会自动消散了，心灵就变得轻松。她喋喋不休地说了许多，试图催眠我，让我想想母亲的慈爱和父亲的艰辛，以及他们不能对我表达的爱，如果我想对父母说些不好的话，那正是抑郁的幽灵在操纵我，我需要告诉自己：父母的爱是伟大的，即便有时伤害到我，也是因为父母并没有接受过如何做父母的培训，犯点错是应该被谅解的。

她说自己仅用这个空椅子疗法就让许多抑郁的人唤醒了内心深处沉睡多年的爱，从而从抑郁的泥潭里爬出来。她说得越多，我越反感。我不禁自问，难道是因为我心中没有爱吗？还是她就是个骗子？

最后，她让我坐在她的对面，握着她的手，闭上眼，按照她话语的引导，去想象内心被郁滞的情绪找到了一个出口，通过深呼吸，把情绪带出体外。她的手滑滑的，我就如同握着一条冰冷的毒蛇，非常厌恶，为了尽快摆脱她，于是我装出一副有所悟的样子，她很高兴。

接着她把我的妈妈叫进了咨询室，告诉她，在和我一同冥想的时候，发现我被魔鬼缠住了，抑郁情绪释放不出来，这样下去病情会越来越重的。

妈妈听后立即紧张起来，咨询师告诉妈妈："用爱，爱是非常神奇的力量，可以帮助你的儿子在最脆弱的时候，驱除外在的干扰，重新站起来。"妈妈眼中有了希望之光，想了想说："我曾经去找过他外遇的那个女孩子，求她别再纠缠我的儿子了。"女咨询师竟然竖起了大拇指，说："你真是太伟大了，这就是爱呀！"

我听后一下子惊呆了，怎么可以这样啊！我做梦也想不到，我已经三十多岁的人，妈妈还在如此操控我的人生。我感到无比愤怒，毫无征兆地爆发了，但我仍然没有敢把怒火烧向母亲，而是指向咨询师，我歇斯底里地大叫着，说她在装神弄鬼胡说八道。妈妈连忙过来拉我的手想安抚我，我愤然甩开了她的手，我的全身在发抖。妈妈吓坏了，脸变得陌生和扭曲，女咨询师倒是很镇静地安慰我妈妈说："这下好了，他体内深处的抑郁魔鬼已经醒了，开始向外排泄了。"我真是不知该如何反应了。

我若成长，必须摆脱妈妈的控制。

爸爸呢？我大多时候和爸爸是疏离的，他长年累月在外面奔波，只是把钱拿回来。成年后，我猜测爸爸在外面可能有女人。他很少回家，父母在一起时显得相敬如宾，但并不亲密，爸爸性格狂放，怎么可能忍受呢？我脑海里留下的温暖回忆就是一起玩游戏，后来在妈妈的阻止下再没有了机会，我俩只是客客气气的父子俩，他对我的影响很小。

舒雅呢？咨询师说她虽然年龄不大，却有着富足的爱奉献出来。妻子是个娇生惯养的人，顺从，安于现状，根本满足不了我内心对情感的渴望，因此我对舒雅有着难以遏制的依赖。

我的真我是虚弱的，一个没有真正爱过自己的人，哪里会有爱付出呢？我没有爱，妈妈没有爱，爸爸无法输出他的爱。

舒雅是我的情人，我们本该是彼此有情有爱的人，尊重对方、理解对方是最基本的爱的表现。一方想要退场了，另一方再痛苦也应该放手。舒雅离开了我，我离不开舒雅。我虽然没有在形式上纠缠她，但内心并没有放下她，还渴望在一起，这也是一种纠缠吧。

我和妈妈更是常年纠缠在一起。我都成家立业了，甚至当上了爸爸，妈妈还是离不开我。咨询师说我们母子是一种共生的关系，是一种无法分离的相爱相杀。形象地讲就是"我的事也是你的事，你的事也是我的事，一切都是我们的事"。

咨询师说，有些母子关系看似很紧密，例如有一位妈妈曾非常自豪地宣告天下："我家孩子没有秘密，什么事情都跟我说，日记也给我看。"其实，在心理咨询师眼中，这是不正常的关系，显示出病态共生的端倪。

心理学家玛格丽特·马勒将 6 个月前的婴儿期称为正常共生期。而以后的共生，都是病态共生。正常共生的基础是，婴儿是无助的，能力是最差的，他必须和妈妈共生在一起，依赖妈妈的帮助，通过"剥削"妈妈才能生存下去。随着孩子不断长大，有了独立的基础，就该逐步和母亲分离，如果没有分离开，就是病态共生了。

共生关系中有两组心理矛盾，一是付出与剥削，二是控制与服从。即谁剥削，谁被剥削；谁说了算，而谁只能听话。婴儿需要这种感觉：我无情地剥削妈妈，我还得说了算。这样，他可以形成一种无所不能感，即我可以自由地使用这个世界。不过，婴儿一旦有了基本能力，随着他能力的增强，母亲和其他养育者就需要不断教给他，"我和你"之间有界限，你能自己做的事，尽可能自己去做，我不允许你继续无情地使用我。

如果没有界限，共生关系就演绎成了一种巧妙的依赖关系，一方极度无能，另一方强制性照料，以满足自己的精神需要。共生的本质是一个人无法靠内在的自我或自身完全的意志来决定自己的行动，他的行动和自我价值都依附于另一个人。共生关系是合谋关系，在关系中扮演"助人者"角色的一方，往往依赖着"受助者"对自己的依赖，他们把过多的注意力放在另一个人身上，给予他并不需要的关怀，为此可以完全忽略自身的需要，同时又带有强迫性的控制欲，痴迷于控制对方的一切。他们秘密地达成了互惠的共谋，事实上，没有真正的受害者，都是同盟者，他们携手建立起了降低焦虑的机制，避免和对方分享真实的感觉，尽管这种机制会使关系变得冷漠和令人窒息。

在传统文化中，听话是褒义词，家长夸奖孩子时，常常用的词就是"听话"和"乖"了。在亲子关系中，太听话，孩子就被"杀死"了；但若不听话，父母就想"死"。父母以绝对权威自居，打着为孩子好的旗号，用各种方式频繁地侵犯孩子的边界，就是在施加精神伤害，轻则导致孩子出现心理问题，重则导致孩子完全丧失活下去的勇气，倾向自毁。深度的共生关系只能以撕裂来脱离，痛到极致，却不得不为之。

我不是一直在抗争，要和母亲分离吗？我需要在内心中杀死妈妈，在行为上和妈妈划清界限。否则我根本无法从抑郁中挣脱出来。

## 存在的焦虑

妈妈意识到我抑郁的严重性，她和爸爸商量了几次，终于下定决心，和我一起走进了咨询室。我很少见到妈妈如此焦虑，她一定觉得自己掌控不住一切了。我知道她本意是不愿我去找这个咨询师的，因为她不喜欢他。

我们一家人齐刷刷地坐进了咨询室。咨询师只是淡淡地招呼了一声，没有过多的热情了。

妈妈急迫地问道："孩子到底为什么会这样抑郁呀？"

咨询师清了清嗓子，以非常慎重的口吻回答道："因为他是一个迷路的人，找不到回家的路，只有在毁灭的感觉和挣扎中，才能体会到一丝存在感。"父母不太能明白这句话的含义，我却一下子像被闪电击中，身体打了个激灵，我深刻体会到，我有家但并不是真正的心灵之家，我想突显自己的存在感，却没有人听到，唯有抑郁才能吸引父母的关注，在我的意识中，毁灭是最好的呈现。

咨询师耐心地回应着父母的问题，他谈到一个人的根基是面对存在的焦虑，通俗地讲，存在有本真的存在和非本真的存在，本真的存在就是肯定自己，面对焦虑，非本真的存在就是否定自己，逃避人生。面对生存的焦虑，意味着将生活视为一种探险，而不是躲在安全伞下。

咨询的目标就是促使来访者面对自身的焦虑。当然最初面对的时候会给人带来更明显的抑郁感，但这不是坏事而是好事，只有这个时候，个体才会开启内在世界的多扇门窗，遭遇更多的挣扎，挖掘自我实现的更大潜能。一句话，抑郁症患者的走出之路，就是要先觉察自身发生的一切，然后找到地图，确定方向，一步步脚踏实地走出来。咨询师简单介绍了抑郁症患者是如何沉入沼泽地中的，也谈到了如何进行艰难的抉择，其间可能会经历的痛苦感受。明白了整个过程和步骤，就不会病急乱投医，也知道坚持走下去总会看到黎明。

父母听后，心里踏实了，然后提出一个问题，他们应当做什么。看来父母意愿上是真的想帮助我走出来的。咨询师坚定地说："你们支持他做自己就够了！"

咨询师强调："抑郁症患者能否走出来，方向很重要。如果方向对了，就一定能走出来；如果方向错了，自杀会是必然的结局。"这句话简短而有力，父母沉默了，说明他们也真切地领悟到了真相。

妈妈也提到了那次空椅子咨询经历。咨询师表示，空椅子是格式塔疗法（也称完形疗法）中的一项技术，创始人皮尔斯是一个伟大的心理学家。如果对这项技术理解到位，是有效的，但那个女咨询师没有掌握本质，所以对于我来说，不但没效，还进一步压抑了我的愤怒。

提到皮尔斯，咨询师补充说，格式塔疗法中的能量观可以很好地诠释抑郁症的形成机制。人的能量是一个系统，就如同个体的血液循环系统一样，血量是一定的，如果血液主要供应到身体某些部位，另外一些部位就会缺血。我的抑郁之所以形成，正是因为我的大部分能量都用在了维护自我的好感觉上，并没有把能量用于打造真实的自己。随着时间的流逝，真自我会越来越弱，而面具我变得更膨胀，我可以欺骗得了全世界，却欺骗不了自己。正如柏拉图所说，人们无法对自己的灵魂撒谎。最终真自我彻底枯萎凋谢。

咨询师转向我，示意我谈谈自己的想法。我怯怯懦懦地说出了我对父母的真实感受：妈妈对舒雅的攻击让我看到了她的自私和虚荣，他们没有真心地爱过我，我对他们很失望。我还讲了自己对他们的讨好，以及无穷无尽的压抑。说着说着我哭了，"讨伐"的声音也越来越大，妈妈有好几次都想打断我，咨询师示意她不要那么做。

我最后说："这世上，只有舒雅是真正爱我的，我已经失去她，我要重新寻找我生命中重要的他人，哪怕背叛父母；但这种背叛是对自我的忠诚，对自我忠诚并不是自私。"

这是我从来没有说出口的话，父母听后非常震惊。咨询师说："你们对他的伤害可能是无意为之，但是既成事实！觉察到这一点是很重要的。真正的爱和帮助，不是替他做什么而是让他去做他想做的事情，不管是什么事。这是在修补，这个修补过程是必需的，否则，事与愿违，只能让抑郁掌控他的命运。"

妈妈是我们家庭中的核心人物，这次咨询结束后，妈妈大病了一场，爸爸担负起照料她的责任，父母的感情越来越亲近了，我的内心也有阳光照射进来。

我决定，一边让自己不断强大起来，一边继续整理这一段时间的咨询体会。

# 第六章

# 冲突的症状，因果的倒置

如果他想要在头脑中或自己狭隘的英雄史诗中取得对于生与死的胜利，那么他必须首先付出代价，这一代价就是神经症症状。

——奥托·兰克

## 抑郁症患者的双重痛苦

抑郁症导致的痛苦是一种无形的、难以言说的、时时刻刻存在的折磨，是一种让人宁愿患上癌症也不愿意承受的痛苦，这是我想结束自己生命的最大原因了。没有体验过的人很难理解我的这种感受。

我问咨询师："你是否懂得这种痛苦呢？"这句话仿佛是一种探讨，却隐含着强烈的没有缘由的怨恨之意，极具攻击性，无论他如何回答都避免不了被攻击的结局。假如他说懂得这种苦，我会说："你又没有得过抑郁症你怎么会懂？"如果他说不懂，那么他有什么资格来帮助我呀？

我内心一直认为咨询师挺可怜的，他为了我的"战争"而不断付出着，但是，当症状的痛苦淹没我的时候，我会情不自禁地仇恨一切没有和我一样经受痛苦折磨的人，咨询师首当其冲受到波及，我哪里还顾得上可怜他呢！

咨询师并没有直接回答我的问题，他只是描述性地说，抑郁症患者的痛苦是双重的，第一重是抑郁症本身引发的痛苦，第二重是这种痛苦不被周围人理解的痛苦。有些精神性痛苦可以被局限在一定范围内，而抑郁症患者的痛苦因为没有自我来承载，四处漫溢，污染周遭的一切，是极其难以化解的痛苦！

我不得不佩服咨询师说话的艺术，他避开了我的攻击却又巧妙地道出了我痛苦的根源所在。在生命攸关之时，咨询师给了我沉重的希望，我倒发自内心地佩服起他来。

他让我意识到，痛苦的根本原因就是自我的丧失。看似我是最有自我的人，但外人不知道，我的自我如同玻璃一样易碎。

我知道临床上关于抑郁症有明确的诊断标准，其最突出的症状是情绪低落，程度可起伏波动。具体表现在如下几个方面：一是兴趣减退甚至丧失。对日常活动和娱乐的兴趣明显减退，体验不到乐趣和愉快。常常回避热闹的场合，也无意留恋美丽的风景。二是对前途悲观失望。认为一切事物都毫无希望，个人前景暗淡。**三是感到精神疲惫**。精力明显不足，打不起精神，想振作也振作不起来，什么都不想做，也不想动。**四是无助感**。对自己的痛苦处境感到无力自拔，即使别人帮助自己，也感到无济于事，只能听之任之。**五是自我评价下降**。过分夸大自己的缺点，常常自卑、自责、内疚，认为自己是无用的人，看不到自己的优点与长处。**六是感到生命缺乏意义与价值**。认为活着已没有任何意义，常认为活着不如死了好。遇事老往坏处想，甚至企图自杀，但在具体实施上，则又显得顾虑重重……

可只有描述有什么意义呢？特别是对于像我这样陷在绝望的痛苦中的人，我坚信寻求内在的原因更加重要。

我并不认为抑郁症患者对什么都没有兴趣，他们只是因为过度孤独而渴求理解却又不得才会丧失兴趣，那是无奈的放弃，是一种对人们冷漠的反抗和发出的无声呐喊。

人生难得一知己。在与咨询师的探讨中，我感觉到绝望渐渐远去，我已经打定主意，无论如何我都要坚持咨询下去，把发生在我身上的这一切搞清楚，或者说挖掘出一个我能够接受的解释，把这一切记录下来，写成书，为那些真正关爱抑郁症的人提供一个路标，让走不出绝望的人们有个参考。下面是我整理出来的和咨询师关于痛苦的探讨内容。

咨询师首先在我语无伦次的述说中，抽丝剥茧，总结出抑郁症患者痛苦的四种表现，让我的痛苦被真正看到。

**第一种表现是孤芳难自赏的纠结感。**

抑郁症患者自造了一个世界，他在自己的世界中拥有着高高在上、与众不同的神的感觉，在内心里对周围人是鄙夷的、不屑的；但现实是他必须生活在凡尘俗世中，需要赢得他人的认可作为自己的心理养料，害怕被人群排斥出去，为此只能假装出谦逊、卑微的样子，生活在痛苦的纠结中。

**第二种表现是无处话心声的凄凉感。**

抑郁症患者的痛苦是常人无法理解的，总被认为是在无病呻吟。有病的人才知道病痛，无病的人很难有切肤之感。就好比抑郁症患者本是一个衣食无忧的人，却整日里哀叹生活的不如意，对于那些忙着养家糊口的人来说，这无异于是在显摆和炫耀；而对于抑郁症患者来说，确实是感到不如意，因为他们要的不是有吃有穿，而是吃山珍海味，穿奢侈品牌。患者说出来真实想法，他人无法理解；不说出来，又痛苦万分，只能无处话凄凉。

**第三种表现是无处可容身的恐慌感。**

抑郁症患者最大的梦想就是过上自由自在的生活，但现实中患者创造的无解冲突总是开着冷酷的玩笑，"要什么没什么，不要什么却有什么"，无论如何挣扎，其一生就是梦想难成真，无处可容身。

抑郁症患者如住无人小岛一般，孤独无助，他们身边不是没有亲人，只是不能好好相处。关系近了，就折磨式地纠缠于"应该"的指责中；没有关系，就无原则地讨好他人，试图取得他人的喜爱、认可，但可悲的是即便获得，也根本没有享受的心情。因此，患者在人群中显得极其孤独。

**第四种表现是天下无一知己的苦闷感。**

抑郁症患者看似不需要他人的理解，其实内心最渴望的就是被理解。但他们对理解的要求很高，尤其对亲人的理解要求十分苛刻。外人的安慰对于患者来说无异于隔靴搔痒，很难入其心，难以排解那种如细丝绕颈让人窒息般的痛苦。

抑郁症患者的思维和反应形式是独特的，无法用正常人的思路去理解。其实患者的思维不单单常人无法理解，患者相互之间也不能理解，他们只能孑然一身独自品尝痛苦，不得不清高脱俗。

咨询师总结道："总之，抑郁症患者因为生而为人，却要当神，滋生了很多精神痛苦。与人无法交流，与神联系不上，还得承受着无人述说、无人能懂的更多痛苦。从道理上来说，只要他们放弃当神，回到人间，一切痛苦就都化解了。但他们曾经承受的无数痛苦已织成王冠，戴在头上，反倒成了抑郁症患者成神的资本，他如何能轻易摘下来呢？"

是呀，这么看来，"成为神"是抑郁症患者的人生目标，痛苦让他感觉离神更近了一步，怎会轻易放弃呢？可是，人都会有精神痛苦，为什么抑郁症患者的痛苦如此泛滥？因为他们没有盛装痛苦的容器，所以痛苦四处流淌，把整个精神世界都污染了。

**自我是盛装痛苦的容器。**水需要杯子，气体可以充进气球里，而痛苦倒进自我里，就好处理了；否则，就如同我，没有自我，整个人都被痛苦腐蚀。

我的自我呢？咨询师推荐我去看一本书，伯纳德·派里斯所著的《一位精神分析家的自我探索》，我把书中关于自我是如何丧失的内容，摘录如下：

我原先的生活，它出了什么事？……怎么可能丧失一个自我呢？这场背叛，不知不觉，不可思议，开始于我们童年时候的秘密精神死亡——当我们得不到爱，当我们与自己自发意愿隔离的时候。想一想，我们还剩下些什么？什么都有，好像没有失去什么，但是我们的魂丢了。主要源于父母的期待，他人的期待。他们期待的是成为他们的延续，而不是成为一个自己的我，他们的期待又来自哪里呢？当时的社会习俗和主流文化的崇尚以及父母自身的功利和其他更多无形的因素。于是，他们将期待融合在管理中，悄悄地扼杀掉多事的自我，然后，就可以顺理成章地完成期待，这种扼杀如同一种古代的去势术，也就是弗洛伊德所称的阉割，这一切在悄然中完成。最常用的一种方法就是爱他、改变他。哦，他们"爱"他（指孩子），可是他们要求他、强迫他、期待他成为另外一个人！因此，他必须得不到承认。是他自己学会相信这一点的，最后他甚至认为这是不言而喻的。他已经真正地放弃了自我。无论他现在是否遵从他们，无论他现在依赖他们、反叛他们或是逃避他们，这些都无关紧要，他的行为、他的表现，这才是重要的。他的重心是在"他们"身上，而非在自己身上。

看似活着，他其实已经死去，而最后的自杀无非是一场告别仪式而已。

一切都显得很正常。没有任何犯罪意向；既然没发现尸体，也就没有谋杀。我们看到的只是太阳如常东升西落。然而发生了什么？他被遗弃了，不仅被他们，而且被他自己（他实际上已没有了自我）。他丢失了什么？正是他身上最真实、最有活力的东西，即他对自己的肯定——这正是他成长的能力——他的根本体系。可是天哪，他没死，"生命"还在继续，所以他也必须继续活下去。从他放弃自我的那一刻开始，随着他放弃自我的程度与日俱增，他全然毫无知觉地塑造并拥有起一个伪自我。但这是一个权宜之计——这个自我是没有愿望的。这个伪自我不得不爱（或害怕）一个它本来瞧不起的人，它不得不把弱者当成强者，它命令你经历种种场面（可是它们其实只是一场场滑稽戏！），不是为了乐趣、快活，而是为了生存；并不仅仅因为它想运动，而是因为他必须服从。这种必要性不是生活——不是他的生活，这是克服死亡的防御机制，也是死亡的机制。

丧失自我会产生绝望，但这种绝望既不会喧嚷，也不会尖叫。丧失自我使我们失去意义、方向和价值，并受相互冲突的神经质解决办法之要求的控制。

人们继续生活，仿佛他们仍和自己活着的重心保持直接联系。任何其他损失——比如失去工作，或者失去一条腿——会引起更多的关注。自我是全世界最不愿被问及的东西，因此，最大的危险，即丧失自己的自我，会毫不引人注意地悄然发生，就像什么也没发生一样。

我反复阅读了好几遍这一段文字，深有感触，我的真自我早已被妈妈的高期待扼杀掉了，我的精神已死，只是肉身还没有离去而已。

咨询师继续说："并不是所有的人都会选择失去自我，有些人坚持自我，即便失去生命。但这种选择与自杀有着本质的区别，在《一个始终如一的人》一书中，摩尔爵士十分现实地在危机四伏的世界中周旋，在不放弃自己原则的前提下尽可能委曲求全。但是当在某些场合说'是'意味着背叛自己的价值观、自己的世界观、自己的自我感时，他选择说'不'，他说：'当一个人宣誓时，他双手正捧着他的自我。就像这手中的水一样。如果他张开手指，那么，他就别指望再找到自己了。'摩尔爵士从从容容选择了死而保有了自我。

　　"谈及丧失自我时常会有这样的误区：好像这个人已经有了自我，最后丧失掉了。其实不然，丧失的前提是有自我，然后才有丧失的资格，没有自我而空喊丧失自我的人是一种很奇怪的现象，就如同死婴根本没有活过却被称为夭折。

　　"抑郁症患者成为自己的路很长远，先消除虚我，再形成自我，保持自我，最终成为自我。

　　"形成真自我，必须建立在人生的体验之上，而这是你最缺乏的，你的人生体验大都在书本中，在现实中的体验极少。体验是逆水而上的挑战和产生的各种不同感受，每日重复性的事情，体验价值不大，抑郁症患者几乎没有各种体验的积累。心理学家霍妮曾说，抑郁症患者以抛弃其真实感情和发展复杂的防御策略，来应付心理需要得不到满足而产生的焦虑。这是自我丧失的起点，也是精神自我开始的起点。全然地放弃虚幻的自我，重新造一个真正的自我，只要依从现实的原理，从哪一点开始都可以。生命的原理是反向的，反着自己的模式，逆向而行，就可以获得全新的生命。过去的你一直在压抑，讨好父母，现在敢于表达内心真实的声音，拥有一种新的感受，积累起来就是一种自我的再生。除此之外真的没有其他路径，即使不真正相信也得搏一次，否则随着时间的流逝，就再难以回头了。"

# 症状的本质

痛苦是我最主要的抑郁症状，咨询师围绕着我的情况，讨论症状的本质，这些内容和医学上的分类有所不同，但对于我来说，更容易理解。

症状是一种貌似疾病而非疾病的冲突结果，是以"焦虑"为核心的，在生理、心理以及人格三个层面呈现出的各种痛苦形态群。

在咨询师描述的体系中，症状被分为三种类型：一是常见的神经症症状，如焦虑、抑郁、恐惧、强迫、疑病、心身疾病表现等；二是模式化症状，也可以叫微性格症状，它是为了应对内外压而形成的机械强迫式的各种模式，比如武断、刻板、霸道等，模式缓解了焦虑，却恶化了生命；三是人格症状，以人格的方式融入个体的生命中，常说的人格障碍就归属于此类。

症状的表现形式千差万别，但核心根源都是因为内心的冲突长期没有化解，达到临界点之后，最终呈现出不同的形态。如同医学中的疝气，它是循着人自身的薄弱点而突出的。由于不同的个体有不同的心理薄弱点，所以不同的个体有不同形态的症状。

作为个体生活在世界上，都会产生这样那样的冲突，如果能及时面对、化解或者放下，会让人变得强大或者意识到自己只是一个普通人，这是正常人的处世之道。

然而抑郁症患者走的不是常人路线。他们因为目标高，现实中遇到的冲突会更多，无力化解就逃避，一旦形成习惯性逃避，冲突就越积越多，个体为了内心的平衡，就启动防御机制，把意识层面中的各种冲突压入无意识层中，本该面对、化解的冲突就这样销声匿迹了，人的焦虑暂时得到缓解，但压入无意识层中的冲突会不断发酵和毒化，最终喷涌而出，通过个体不同的薄弱处进入意识层面，形成以某种症状为主的不同组合式的冲突症候群，如同天体黑洞，强力吸引着个体本就匮乏的生命能量，去试图对抗症状。但这是一条死胡同，症状后面是冲突，唯有化解冲突，症状才能消失，否则是在促使个体生命更快地衰弱死掉。

冲突症候群与个体的个性特点、应对模式、所处的文化环境、遭遇的冲突类型及其他许多因素都有关，这些因素可总结归纳为三个方面。第一是个体自身的薄弱点。压抑的冲突能量即便是相同的，但是能量变形时遇到的个体是不同的，从不同的薄弱之处喷发出来就变成了不同的症状。第二是个体的潜在利益。患者一直在投机取巧，症状出现，本是信号，如果选择成长，就会变得强大，但是患者会选择看似有益实则有害的"利益"，只为了缓解眼前的焦虑，进行着各种不可思议的组合，从而形成了千姿百态的症状。第三是个体的模式。症状的产生与个体的思维、行为、反应模式相关，比如一个娇生惯养的人，习惯于依赖他人和控制他人，这样的人很少会形成自身强大的能量，他的症状也是为了吸引他人的无偿付出，利用人心来得到自己想要的一切。

症状的表现形式不同，但实质都是对自身短板的虚掩。经研究发现，学生们大多是投入到"游戏"、网恋或色情视频中；江湖人士喜欢酒精、烟草、性及毒品；文化人喜欢深沉、高大上的东西，于是就会有点抑郁；道德感强的人士多因自律的冲突和仪式的不得不而导致强迫思维、强迫行为；深受压抑之苦的人容易偷梁换柱，不但欺骗了别人而且连自己也欺骗，陷入疑病症状中；自恋人常常会因各种原因陷入嗜吃或厌食的困扰中，从而出现各种进食障碍；另外，有一族漂泊者，会装潇洒地什么都不在乎，什么都不需要，其实是在强撑自尊，容易陷入无感觉症中，出现空心状态。

咨询师强调，在现代的背景下，除了抑郁症因为自杀的因素而受到社会一定程度的关注，其实焦虑症、强迫症、疑病症也是广泛存在的，但并没有引起足够的重视。为了更深入了解抑郁症，去识别焦虑症、强迫症、疑病症等也是非常有必要的，它们都是同门师兄弟，本质一样。

## 焦虑症

这是一种以焦虑情绪为主的内心冲突症。常表现为情绪不安、提心吊胆、肌肉紧张、恐惧死亡等，患者因难以忍受不安又无法解脱而感到十分痛苦。焦虑症的本质是对无常的敏感，因自我过度虚弱产生一系列担忧，虚耗了精力，陷入迷失的旋涡中。

在遇到危险情境时，人们会有足以解除危险的（与危险程度相当的）应激反应。这是一种天生的能力，大多数情况都能应付自如，有惊无险，或者化险为夷。但是，当危险超出了人们想象的程度，按照过去的预想所做的应激动作失效时，这种能力就受到了挑战，多次经历类似的失败后，不免产生矫枉过正的过度反应，甚至在没有危险时也有一种危机感，并对某种假想的危险做出反应，这就是焦虑症人格的真正来历。

焦虑症患者用担忧代替了个体对未来的真正向往，就如同那些吃着干草的骆驼。骆驼是一种忧患意识很强的动物，据说骆驼常花一整晚慢慢咽下几十斤苦涩的干草，却不为贪图美味而吃鲜嫩的青草，因为它害怕主人第二天就会让它穿越沙漠，而胃中的干草要比青草耐饥。无独有偶，还有一种动物也是如此。在撒哈拉大沙漠中，生活着一种土灰色的沙鼠。每当旱季到来之时，这种沙鼠都要囤积大量的草根，以准备度过艰难的日子。但有一个现象很奇怪，就是沙地上的草根已经足以让它们度过旱季时，沙鼠仍然要拼命地工作，将更多的草根咬断运进自己的洞穴，似乎只有这样，它们才能感到踏实，否则就焦躁不安。研究证明，沙鼠的这种行为，出于一种本能，是由一代又一代遗传基因所决定的。沙鼠所干的事情常常是多余又毫无意义的。曾有不少医学界的人士想用沙鼠代替小白鼠做医学实验，因为沙鼠的个头很大，更能准确地反映出药物的特性。但沙鼠一到笼子里，就表现出一种不适的反应。尽管它们在这里根本不缺草根和任何吃食，但它们还是习惯性地不能踏实，最后沙鼠一个个很快死去。

它们是因为极度的焦虑而死亡，焦虑源自心理的自我威胁，而这种威胁并非真实的生活状况。这与现代人的焦虑、担心有着惊人的相似。

沙鼠的焦虑可以让它丧命，骆驼的忧患意识也让它成为永远的苦行僧。人们面对飞速发展的时代，也必然患得患失，要强而自卑，追求完美而又力不从心，永远做着患病、迟到、落榜、不及格、被追赶之类的噩梦。这是一种对我们当下处境和前途的深层担忧和恐惧，一种想要抓住自己的头发使自己飞离地面而不能的无奈和疑惑，一种让我们远离幸福感、拥有而不能享有的根源。

### 恐惧症

恐惧症是一种以不合理地惧怕外界客体或处境为主要表现的内心冲突症。明知没有必要，但患者仍不能防止恐惧发作，常伴有显著的焦虑和自主冲突症状。患者极力回避所害怕的客体或处境，或是带着畏惧去忍受，其表现是多样化的。

比如说场所恐惧症，害怕对象主要为某些特定环境，如广场、封闭空间、黑暗场所、拥挤的场所、交通工具等，其关键特征是过分担心处于上述情境时没有即刻能用的出口。

社交恐惧症害怕对象主要为社交场合，如在公共场合进食或说话、聚会、开会，担心自己做出一些难堪的行为等，怕与他人目光对视等。

还有一些人害怕的对象是特定物体或情境，如昆虫、鼠、蛇、狗、高处、黑暗、雷电、鲜血、外伤、打针、手术或尖锐锋利物品等。

恐惧症的本质是害怕死亡，不管具体害怕的对象或处境是什么，最终的落脚点是生死冲突。

## 强迫症

强迫症指一种以强迫症状为主的内心冲突症，其特点是有意识的自我强迫和反强迫并存，二者强烈冲突使患者感到焦虑和痛苦。患者体验到观念或冲动来源于自我，违反了自己意愿，虽极力抵抗，却无法控制；也意识到强迫症状的异常性，但无法摆脱。大多以仪式动作为主来减轻精神痛苦，但社会功能严重受损。常表现为机械仪式类、洗涤洁癖类、检查计数类等形式。比如出门必须先迈左脚，否则就得重新来过；反复洗手；反复计数；等等。

强迫症的本质，是内心高度的自律，超我不允许本我呈现，以机械僵化形式来化解内心焦虑，找到某种完整感。强迫症以仪式感替代个体的无力感，成了现代的通行人格。我们的时代是一个突飞猛进的时代，是一个天天都在发生奇迹的时代，是一个变化速度超出人们承受力和想象力的时代，因此，我们这个时代，人们整体的精神面貌就是浮躁、焦虑、自我要求过高，强迫症从某种意义上说，正成为我们这个时代人格的某种特征。

## 疑病症

疑病症是极度压抑之人，向内攻击自己，拿自己设置苦肉计形成的一种以担心或相信自己患严重躯体疾病的持久性优势观念为主的内心冲突症，患者因为种种不适反复就医，医学检查多次正常和医生的反复解释，均不能打消其疑虑。即使患者有时存在某种躯体障碍，也不能解释其所诉症状的性质、程度，或患者的痛苦与优势观念，常伴有焦虑或抑郁。可涉及身体的任何系统或器官，最常见的是胃肠道不适（如疼痛、打嗝、反酸、呕吐、恶心等）、异常的皮肤感觉（如瘙痒、烧灼感、刺痛、麻木感、酸痛等）、皮肤斑点，性及月经方面的主诉也很常见。

内心冲突症的家族里还有空心症、彼得潘综合征等。

咨询师告诉我，他之所以要聊焦虑症、恐惧症、强迫症、疑病症等，就是让我看到尽管这些症名称不一样，表现的主要症状群不一样，但其本质都是一样的。我现在的诊断是抑郁症，也许过一段时间，我会表现出焦虑症、强迫症，我必须要对此有所警觉。他曾有位来访者，一开始是抑郁症，后来自觉抑郁情绪好了，就自行停止了咨询，过了不久，又回来了，说是出现了强迫洗手，殊不知，原来的抑郁症并没有真正根除，只是变形为强迫了。

症状就像黑洞，吸引个体的能量去对抗它。如果不化解冲突，症状是不会消失的，或者看似消失了，实际是变形为其他症状了。

除去有明显医学特征的内心冲突症，还有很多现实生活中常见的变化多端的症状。

压力症，也称压力癌症。在医学研究中发现精神上的压力会干扰免疫系统的正常机能，降低防御外来病毒及自身体内细胞癌变的敏感度。问题是，为什么不同的人在同一条件下感受到的压力大小有着天壤之别？压力的不同仅仅是生理上的问题吗？显然不是的，压力与心理因素有密切的关系。

斯德哥尔摩综合征，是指被害者对于犯罪者产生情感，甚至反过来帮助犯罪者的一种情结。人质会对劫持者产生一种心理上的依赖感，他们的生死操控在劫持者手里，劫持者让他们活下来，他们便不胜感激。他们与劫持者共命运，把劫持者的前途当成自己的前途，把劫持者的安危视为自己的安危。于是，他们把解救者当成了敌人。这种情况很容易识别，关键是为什么会发生这样的情结，原理是什么。研究者从进化心理学角度来解释，新生婴儿会与最靠近的有力的成人形成一种情绪依附，以采取最有利于周边成人的态度，实现他能生存的可能性，斯德哥尔摩综合征可能是由此发展而来的。

生活中还有各种变态类和人格障碍类的症结，比如多动症、抽搐症、自闭症、摩擦症、恋物症等。也有不少近年来才出现的新标签，如傲娇症、拖延症、恐婚症、倦怠症、性饥饿症、爱缺乏症等。

咨询师说："任何事情都不会凭空出现，它总是有来龙去脉的，尽管这种探索极其复杂艰难，但是，了解它才是解决问题的核心。作为心理咨询师不能给来访者贴个医学标签就行了，上述各种各样的症状表现和我们的生活息息相关，一定要去探索其内在本质。来访者生活在症状碎片当中，没有地图，就不可能走出内心冲突的迷宫。"

世界上有不少一线的心理咨询师，执着探索着症状背后的本质。

丹·凯利博士，美国著名心理学家和临床心理治疗师，伊利诺伊大学的心理学博士。他在临床实践中发现，自己治疗的很多男孩子都面临着成长的困扰，拒绝长大、拒绝承担责任，很像世界名著《彼得·潘》中长不大的主人公，于是深入研究，出版了《彼得潘综合征：那些长不大的男人》一书。

他在前言中写道：

它威胁不到生命，所以算不上是一种疾病；但它危害人的心理健康，所以又不仅仅是一种麻烦。就它的症状来说，几乎人人都见识过，所以我不敢把它算成是我个人的发现。但是，蒙在它头上的面纱，却从来没有被揭开过，所以本书也绝非是老调重弹。

这是一种心理现象，虽然无法把它归入任何已知的类别，但没有人能否认它的存在。干我们这行的，常把一种异常现象命名为某某综合征。用标准的行话来说，综合征是指以某些类型的社会形态表现出来的一系列症状。我要介绍给你的，是一种在社会上正引发大量问题的综合征。我们都知道它的存在，但至今还没有人给它命名或做出解释。

我研究这种综合征已经很多年了，一直试图搞清楚这里边错综复杂的因果关系。在很长一段时间里，我一直怀疑我遇到的那些案例都只是个案；然而，在过去的20年到25年间，现代生活的压力让引发这种综合征的因素更加普遍了，它的出现频率有了急剧增加。毋庸置疑，在可预见的未来，情况还将进一步恶化。

通过多年来为青春期的孩子、大学生和年轻的已婚夫妇提供咨询，我积累了许多经验，对成年过程中的烦恼和磨难有了更深入的了解。我渐渐得出了一个令人吃惊的结论：相当数量的年轻成年男性并没有真正成熟起来。这实在是很蹊跷。

本书将带你去关注那些从未长大的成年男性，带你了解他们是怎样走到这一步的，以及在面对这样一个男人时，我们应该怎么办。等你读完本书前两章，你可以试着去辨认身边是不是有谁在承受着这种综合征的折磨。当你突然了解了这个人的行为，我想你肯定会恍然大悟："啊，原来如此！"

## 因果的倒置

谁能说坐在我面前的这个咨询师不是丹·凯利呢？我说出了这一想法，他听后并没有像我们传统美德倡导的那样谦虚推让一下，而是愣在了那里，显然我说的这句话深深触动到他。他点了点头，用一种特别的眼神盯着我看，我熟悉那种眼神，孤独到极致，希望仍在眼中闪烁着，相信能找到知音的眼神。

我确信他知识渊博，头脑睿智，但是，我并没有觉得他是伟大的，他接下来的话让我震惊。他非常严肃地说："人们常把伟大的发现比作苹果，伊甸园中有了第一个苹果，砸在牛顿头上的是第二个苹果，而追求精致改变人类生活方式的乔布斯命名了第三个苹果，我认为，内心冲突症体系的创立就是第四个苹果。我为此付出了整整21年的艰辛探索，绘制出一张清晰的地图，能帮助许多人走出精神痛苦的迷宫，重新找到自己的人生之路。"

我觉得他是不是有点太狂妄了，第四个苹果？怎么可能呢？

咨询师看出了我的不屑，坦诚地说："我希望你坚持走下去，你会有更加深刻的体会，我之所以能如此了解你折折叠叠的心理轨迹，就是根据在冲突症体系之上所做出的标记。我先给你介绍一个概念，因果倒置。"看来他已经多次遭受过他人的嗤之以鼻了，所以并不太在意。

咨询师以一个故事开始了讲述。

有一次，他和一位著名精神病医院的院长探讨关于抑郁症的治疗话题，他谈到了因果倒置的观点，引起对方极大的兴趣。他说对于抑郁症的治疗，大多方向是反的，效果当然不尽如人意。根源在哪里？抑郁症的起因是个体在应对冲突时，选择的是逃避而不是面对，久而久之，无解的抑郁痛苦会越来越浓烈。人体是一个相互影响的系统，长期地浸泡在抑郁情绪中，化学递质当然会发生些变化。现代医学中，人们找不到一个明确的病因时，会更加地依赖生理指标。于是，本来是因为个体的内心冲突导致了抑郁症，这是个"果"，但一旦医学诊断出来后，个体反倒一下子轻松了不少：这不是我的错，是因为我有病了，"果"变成了"因"，他们可以更加心安理得地逃避了。因果倒置的创造者正是抑郁症患者本人，是他们无意识和有意识共同参与的创举，为了活得更好却悲惨地死掉了。正可谓一招不慎满盘皆输，一念之间一生尽毁，一个转身的好机会丧失了。这正是很多抑郁症患者用药缓解过后，往往再度复发的根源，用药只能缓解痛苦的情绪，不能化解内心的冲突。

院长对这个观点非常认同，临床上的情形确实如此。不过院长也表达了临床治疗的困境，一个精神科医生每天要面对大量的患者，他们根本没有精力去钻研、处理如此复杂的内心工程，何况对于临床医生来说，用药是最简洁、最安全的途径，可以最大程度避免医疗纠纷。

说到这里，咨询师提到一本书《危险的心理咨询》，书中讲到一位女心理咨询师治疗一位抑郁症患者的案例。咨询师给予患者无微不至的关心，允许患者随时随地电话联系自己，尽管已经严重干扰到自己的生活质量，也坚持付出着。不幸的是那个患者还是自杀了，并且留下了一封遗书，说咨询师对他有非分的想法和性骚扰，为此，咨询师丢掉了自己的执照，还被不知真相的人们唾骂。聪明的临床医生或心理咨询师不会为了抑郁症患者而毁了自己。

我确实理解到心理咨询师是个高危职业，就比如我，如果真的自杀了，我的妈妈是不会放过咨询师的，想到此，我不禁打了个冷战。

咨询师感慨道："因果倒置是一个伟大的发现，但不可能在社会上得到应有的肯定，因为这个真相很多人并不想接受。如果接受了，抑郁症患者的内心就会更加不安，再无法自欺欺人、躲在病里躺平；精神科医生也无法坦然自若地用药了；心理咨询师只能直面抑郁症的深层原因和生死选择等问题进行讨论……这就如同皇帝的新装，大家看到了也不想戳破。然而，受害的是患者，他要在黑暗的迷宫中，耗尽自己精力，本来还有的希望之光也会因为人们的漠视而彻底消失。"

真正的心理咨询是个孤勇者的游戏，同行者不会很多。我有些理解他为什么不愿意写书了，如果真写了，会招来多少的非议啊，如果是我，决不会做这么不明智的事情。

咨询师说内心冲突症就是过去所指的神经症，他曾在多年前发表过一篇论文《为神经症更名：内心冲突症》，用内心冲突症替代了神经症的称呼，因为一来神经症在国际诊断标准中已慢慢淡化，二来内心冲突症更加精准地诠释了这一类病症的本质。

咨询师将内心冲突症的发展变化轨迹详细地介绍给我，让我看清楚因果是如何倒置的，我的很多困惑彻底消散了，总结如下：

人们因为本体的焦虑而进行防御形成了无尽的压抑，导致各种形态的冲突，这些冲突再经过过度防御，就形成了冲突的循环，随着时间的流逝，患者的症状会由量变到质变，最终导致失去了各种功能，无力的绝望感又会推动下一轮的循环，直到走上自毁的尽头，这就是患者悲惨的生命轨迹图。

在恶性循环圈中有几个节点。

**第一个节点就是压抑生冲突。**

患者面对现实生活和自己内心高理想的强大压力时，根本无法消化，又无法放下，必然形成冲突，为了维护自我内心的宁静，无意识地创造出固化思维，于是固化思维和压抑相互配合，不断循环，生发和孕育了更多个无解的冲突。

**第二个节点就是冲突生症状。**

当冲突无限增加时，为了缓解内压力，冲突必须寻求出口，这个出口就是症状，症状暂时缓解了压抑的焦虑，以便腾出空间进行更深层次的压抑，直到生命的最后能量衰竭时刻。

**第三个节点是症状强化固有的思维。**

症状制造出诸多痛苦，必然引诱患者的关注，激发出急于去除症状的强烈愿望，就会把症状当成"因"，出现因果转换，既可以暂时缓解焦虑，又可以进入第二次的逃避阶段，"我有病了，我也没有办法再去做什么了……"症状带来的这种新的逃避借口，会不断强化成为固化的观念。本来是因为患者在现实中逃避而拖欠的冲突无解之账，积压到无法支撑的时候，出现症状，这是"症之果"，此果因压迫窒息，让个体无意间将它转换变成一个事情的"因"，从而将自己从"现实的冲突"中解脱，陷入"幻化的冲突"中。这样的结果，只能暂时缓解些痛苦，但是患者不得不遁入精神障碍的掩体中，更难以通过外力来解决内心的冲突了，无形间又加剧了冲突的程度，继续累积直到下一个质变的到来。

**第四个节点是固化思维衍生出冲突，从而形成冲突闭环。**

固化思维，导致原有的冲突没有化解，更诱发新的冲突，冲突生症状，症状强化了固化思维，冲突、症状、固化思维三因素形成恶性循环，就这样，患者的能量无时无刻不在加速流逝，没有补充，生命衰竭，唯有自杀才能终结痛苦的循环。

患者常见的固化思维有很多，例如：

认为自己一定能找到一条康复的奇迹之路，所以把大量能量虚掷，就是不想用到提升能力化解冲突这条路上。好比秦始皇派出大量的人寻找长生不老药，而没有把能量用于发展医术和提升自己健康水平。

认为只要症状没了，一切都会好起来，形成去除症状行动上的固执，在除症的过程中，患者越来越受困其中而不能动弹。比如我因为害羞不敢交际，于是用对着镜子练习、自我激励等方法试图去除害羞，认为只要害羞克服了，我的人际关系就自然和谐了。能量专注于去除症状，而不是去实践，方向反了。

认为症状会随着时间自动好转。内心冲突症症状的一个最大特点，就是它自身能变形，从而给人造成错觉。比如反复锁门的强迫症，不知怎么就消失了，看似好转了，其实出现两个新的症状——洗手和强迫计数，好转是假象，本质是症状裂变了。如果不能看透本质，患者就会产生"只要坚持对付这些症状，最终我就会胜利"的感觉，强化了与症状对抗的固化思维。

咨询师诠释完理论，举了一个非常形象的案例，就是社交恐惧症，让我更加清楚因果倒置的变化过程。一位来访者因为没有社交技巧（因），害怕与人交往（果）。没有人天生就会社交，努力去实践是化解害怕的手段。但来访者会逃避，无意识把因果倒置：因为有社交恐惧症（果当成因），所以不敢社交。这样发展下去，患者只会更加恐惧社交，形成心结，然后又把全部精力投注到这个"害怕"心结上，更没有能量去提升社交能力了。

结合着咨询师的介绍，对照自身，我有了很多觉察。

抑郁的痛苦，既让我担忧，也掩藏着某种窃喜。喜的是我不用面对各种现实压力了，只用去求医问药即可，父母和妻儿对我都是百般谦让，嘘寒问暖。

还记得刚拿到医院的抑郁症诊断证明时我内心的复杂心情，当时我长吁一口气，既有些害怕，又感到踏实了，毕竟不是什么绝症，吃药就能缓解，如果效果不好，也不是我的问题，是医生水平有限。

当我有病了，没人敢指责我，医生不敢，父母不敢，妻子不敢，单位的领导也不敢正常安排工作，同事们更是躲得远远的。

人们因为不了解内心冲突症的变化之复杂，变化之规律，所以不敢轻易断定症的原因，也就没人敢说症不是病。症确实不是病，从汉字的含义来说，症是正常人戴着一顶病的帽子，症的特点是自作自受，而病是无能为力。

错在谁呢？社会有责任，父母有责任，个体也有不可推卸的责任，这是以个体为主导三位一体的合谋。社会为了推脱自己的责任，给了患者一个合情合理的"抑郁症"诊断标签。权威的医生会因为各种现实原因去附和"症是精神障碍"，从而从医学的角度确立了症是"因"的合法性，用各种药物和仪器处理症状就是了。对这个标签父母也无法再说什么，因为父母有说不出口的隐秘心思。许多父母早就被折磨到失去了耐心，渴望早日做一个了断，一旦有个明确的诊断结果，就可以认命了。因为是病，父母不用反思自己的错位教养，不用承担再培育的巨大工程，不用内疚，只是继续陪伴患者吃药看病即可，这是最省心的一个选择。患者更是乐其无责，即便感受到自己应该承担责任，应该改变行为模式，应该去储备现实能力，也不愿去做，毕竟那样太苦太难。最难的恐怕要数心理咨询师了，不指出患者因果倒置的逃避手段，症状就成了一个新的死结。若指出来，需要咨询师能看透本质，还需要咨询师有真正的担当。

咨询师完全沉浸在自己的描述中，就如同一个艺术家在展示自己的作品，陶醉而忘我。最后他说生命是一个有机体，固化思维是一把双刃剑，可以是内心冲突症患者走出困扰的基地，也可以是内心冲突症患者滑入深渊的推动力。他所做的工作也是让患者形成新的固化思维，那就是真正转变症状的做法——强大自己。

　　内心冲突症不是绝症，只要内在能力提升就会阻断无意识的焦虑驱使。但必须附带一个条件，即把自己过去逃避的一切连本带利地还回来，并兑现"实现自己伟大梦想"的承诺。患者不走过地狱，就永远到不了自己渴望的天堂，讽刺的是患者往往不想穿越地狱，试图直达天堂。咨询师就是要让患者认清现实：开启成长之路，别无他法，只能从穿越地狱开始！

# 第七章

## 自毁还是自救

生活不可能像你想象的那么好，也不会像你想象的那么糟糕。人的脆弱和坚强都超乎自己的想象。

——莫泊桑

# 只能毁掉自己

"生存还是毁灭，这是一个值得考虑的问题。"莎士比亚在《哈姆雷特》中借用王子之口，说出史上最著名的这句话。

我的情况不正是如此吗？在我长达一年的咨询经历中，有三个问题始终在我的脑际中盘旋。之前的咨询师总是顾左右而言他，今天我想知道面前这位咨询师的答案。

咨询师看起来神清气爽，他告诉我，一位来访者在他的陪伴下，心智获得很大的成长，今天发来短信说考上研究生了。对于咨询师来说，看到一个生命重新站立起来，这是最大的慰藉。咨询师很有信心地对我说："你也一定能站起来，而且还能绽放出最闪亮的本质。"

我坚定地点点头，表示出决心。说："今天我想问三个问题，它们一直困扰着我。"他看着我没有说话，等待我开始提问。

"第一个问题是我会不会死？"我盯着他问。"你必然会死。"他的话很平静，但还是让我的心不由得抽搐了一下，从来没有一个人如此回答过我。尽管我们都明白，我谈到的这个死，不是所有人最终都会走向的终点，而是说，作为身患抑郁症的我的提前求死行为。"如果你继续沉溺在抑郁中，你必然会死，不过死的方式不同，自杀只是最常见的一种。其实不用问我，你早已经知道了答案。"

短暂的沉默，咨询室里的光线似乎都变暗了，空气有些凝滞。这的确是一个艰难的开始，但他的回答毫不迟疑，看来过去曾经很多次面对类似的提问。

"如果我的回答是否定的，你接下来可能会问：我会不会疯掉呢？如果我仍然以否定来安慰你，你最后很可能问：我会不会烂掉呢？然后，就没有然后了，你有了一丝丝安慰，咨询师也会如释重负地避开一个让人很是头疼的问题。"我本能地想回答说："是的，就是这三个问题，可是，你是怎么知道的呢？"我没有问出来，因为我也知道咨询师了解我的内心轨迹，知道什么问题会一直困扰我。

关于"我会不会死掉"这个疑问，盘旋在无数抑郁症患者的心头，但很少有人能问出口，除非到了迫不得已的地步。为什么大多数的患者反复地思考这个问题呢？因为太怕死了，可这世上少有人是不怕死的，只是惧怕到了无法正常生活的地步却是很少见的。从深层心理来看，对生命如此敏感的人正是那些没有真正活过的人。人生时间有限，荒废就会陷入无法成为自己的恶性循环中，于是就非常害怕死掉，骗不了自己的不安就会让患者想从别人处获得安慰，因为很少有人能够说出"你不仅会死掉，而且会死得很惨"这样的真相，然而这句话正应该是咨询师要说的一句最为关键的话。患者在求取别人答案的时候内心也是纠结的，既想得到客观的答案，又想得到否定的安慰。咨询师敢于告诉真相，就能化解患者就此的纠结，推动咨询深入。

抑郁症患者本能的依赖会让他总是想把自己完全地交付给别人，但内心又不敢相信也无法相信对方，患者纠结在人际提防中，焦虑不安。

冲突的毒化，无尽的幻想，漫无目的的挣扎……最终防御失效，能量耗竭，死亡的焦虑就如影相随，无法驱散了。这个阴影让现实的生活变了模样，"苦的不再苦，甜的不再甜"，证明患者的心已经死掉了。

抑郁症患者的死亡有三种形态，疯掉、烂掉、死掉，也即精神的死亡、心理的死亡和肉体的死亡。第一种形态是精神的死亡，生命虽然存活着，但其思维以及高级思想活动已经停止，或者停止其正常范围的追求。第二种形态是心理的死亡，是由于自身精神恶化不可控制造成的心理封闭和人格丧失。精神恶化不可控制的原因通常是思维陷入怪圈，反复循环不能跳出去，在人们陷入情感问题（失恋等）时常引发这种现象。心理封闭是情绪上对外来事物的抵触和抗拒。人格丧失是指恶化的精神状况使人的情绪、思考能力和性格完全扭曲，与心理健康时的自己判若两人。第三种形态是肉体的死亡，也就是彻底的、全然的不存在。

我发现咨询师有一种强大的能力，他能够匹配我的语言特点与我对话，这让我感觉很温暖，被深深理解到了。他用着哲学的语句，和我谈抑郁症最终的死亡结局，阐述得非常细致。我明白他是让我懂得必死的轨迹，也让我领悟到如果想活出自己，应该从哪里入手阻断死亡趋势。

我看到我极度想寻死背后的动力，看到自己的生命是如何一点点地剥离破碎。当生命没有能量充盈的时候，无论它的色彩多么亮丽，都如同鬼火般是短暂的闪烁而已，无法持久，纵然有父母或伴侣强大的能量补给，终归不是自己的能量，是有限的，仍难持久。没有能量的我还会时不时万念俱灰，伤者自伤，最终只能拖着残躯以乞讨维系，全然不能活出一点点自己。此时无论给予我怎样的鼓励，只会引来暴怒的反应，除非有人愿意陪我一起香消玉殒。

抑郁症患者在走向肉体死亡之前，会先选择另一个通道——疯掉。

抑郁症患者必然会陷入固执之中，否则自己虚构起来的世界会在瞬间崩塌。极度的固执是一种保障，让患者只看到想看到的，忽略掉不想看到的。患者独有的辩论才华和情绪化的反应，阻止周围人给予他真诚反馈，让他可以心安地沉睡在自己的固执中。

固执到一定的程度，意味着自己和他人的内心、和自己的内心、和世界断绝了联结。此时，患者无须再用什么方法就可以完全地沉浸在一个无人能懂的世界里，出现飘忽的分离感，如浮萍一样任命运驱动，内在的分裂就会让自己跌入精神的毁灭中。

精神分离的疯狂是一种解脱，哀莫大于心死，此阶段患者已无力前行。精神不可能离开内在能力和能量的支撑。当精神分离之时也是一个人真正消亡之时，纵然活着也如同行尸走肉。精神萎靡至分离、死亡是一个必然的过程，分离就是枯萎无生命的精神与自身的剥离过程，一步步走向冲突的最后归宿。患者虽然用一生演绎了一曲抗争上帝而自封上帝的独角戏，但落幕之前躺在那里不解的是自己的迷惘和聪明，桥归桥路归路，自欺的泡沫终归无法遮住太阳的光芒。

如果内心冲突不是极致到高纯度的精神海啸，大多数人选择的仍然是一种慢性自杀式的自毁，让自己一点一滴地烂掉，尝试用生活中的各种麻醉品，酒精、毒品、赌博、网络、放纵性欲……来作为新的依托。这些自毁行为产生莫名的快感，诱惑着患者疯狂而没有理性地投入、沉溺其间不可自拔，完全顾虑不到死亡的临近，看似在延续着生命，其实是因为没有更大的勇气求生，跌落到死亡和疯狂的夹缝中的妥协。

患者用尽各种聪明的伎俩，然而生活的反馈总是失败的味道，希望都转化成了绝望，不用任何人提醒，患者很清楚自己是现实中的废物，所有的挣扎对自己的生命来说不仅毫无价值，还是一种加速自己生命腐朽的催化剂。

为什么会如此呢？我用我感悟到的一些新想法来诠释他所说的这一切。

我知道，我骨子里是一个想依赖而把自己交付出去的人，我不想独立，我渴望能让人脱离现实的种种沉溺，我寻求亲密关系，我玩游戏，都是沉溺的表现。

不去适应现实是对生命否定的开始，个体有什么资格成为超越现实的超人呢？那只是自诩的一种优越感而已。我曾坚信自己是一个不同于他人的特殊之人，有着特殊的使命，却没有特殊的能力。成熟的稻穗是低头的，成熟的人是谦卑的，能力可以让个体更加务实，而好感觉，就像一个氢气球，越飞越高，终会在半空中炸裂。

几年来，这三个问题一直在那里，伺机纠缠我、骚扰我，今天我终于直面它们，把它们放下了。心头有了些许如释重负的轻松，就仿佛一股细流携带着抑郁缓缓流出了体外。

咨询师说，现在社会大背景中的很多流行词汇，比如丧文化、躺平、娱乐至死等，都渗透着浓重的沉溺感。他接着讲述了当今社会中沉溺的三种变异结局。

存在必有其存在的理由，社会的多元化成就了新的沉溺土壤。

1995 年，美国旧金山举行了一个会议，集合了全球 500 多名经济、政治界精英，其中包括乔治·布什、撒切尔夫人、比尔·盖茨等。精英们一致认为，全球化会造成一个重大问题——贫富悬殊。这个世界上，将有 20% 的人占有 80% 的资源，而 80% 的人会被"边缘化"。届时，极有可能发生马克思在 100 多年前所预言的你死我活的阶级冲突，将面临一个"要么吃人、要么被吃"的世界。

布热津斯基及时献计献策，谁也没有能力改变未来的"二八现象"，解除"边缘人"的精力和不满情绪的办法只有一个，便是推出一个全新的战略，即在 80% 人的嘴中塞一个"奶嘴"。当然这是一种形象的说法，就是采取温情（色情）、麻醉、低成本、半满足的办法卸除"边缘化"人口的不满，确保 80% 的人口安分守己，20% 的精英可以高枕无忧。

"奶嘴"的形式有两种：一种是发泄性娱乐，比如开放色情行业、鼓励暴力网络游戏、鼓动口水战；一种是满足性游戏，比如拍摄大量的肥皂剧和偶像剧，大量报道明星丑闻，播放很多真人秀等大众娱乐节目。

不仅仅是娱乐新闻、明星杂志，随着科技的进步，在众多手机 APP 的推动下，"奶嘴"恍然间已经向着自动化迈进！每一个人都可成为明星！网红、直播博主、小视频主角……这是社会进步的必然结果，还是完全失去理智的狂热？

在这样的背景下，内心极度冲突的人们，又有了缓解内心折磨的新港湾，孤注一掷玩一把生命新游戏。任何有理性的人都不敢把所有资源投入到虚幻的世界中，因为那样会让自己陷入绝境。但患者因不能自控和不管未来的盲目自信，可以轻易地不理性，而在理性的世界中换回自己想要的一切，失败了不过也是另一种毁灭，不损失什么，倒可能豪赌成功呢。

患者的人生，从冲突结形成的时刻起，就注定了没有未来，"没有未来就破罐子破摔"，这成了一个由头，让他逼迫周围人为自己的人生负责任。心肠软的亲人会因为责任、不忍心、内疚等各种原因，输出自己的资源、努力，甚至是生命，来接管内心冲突症患者的一切重担。患者虚耗完自己的能量，也耗尽了帮他的亲人的能量后，会变得无比惨淡，正常情况下，人生不得不谢幕了。

然而，在当今社会大背景下，内心冲突症患者的无心无情无底线，加上社会整体价值观的模糊，唯利益至上的群体，合力创造出"浴火重生的成功典范"，让内心冲突症患者可以继续挣扎于世，甚至控制到更多的人。

在功利社会中，什么都可以出卖，只要找到好买家，从买家身上换取患者想要的生命能量，患者绝对服从买家即可。巴尔扎克的小说《驴皮记》，就讲述了一个出卖自己生命而达成愿望的故事；歌德所著的《浮士德》，也是同样的题材，出卖灵魂而获得现实的成功。成功的内心冲突症患者也是利用自己特有的资源获得生存最大化，从而形成了新的三个变异台阶，三个台阶对应三种结局。

台阶的达成是与患者的欲望度及控制力密切相关的，用公式表达的话，就是：

$$台阶达成从容度=控制力÷欲望度$$

患者的控制力由他的阴柔操纵、玩弄心理游戏的技巧来决定，力度大小与掌握的权力和资源有关；患者的欲望度在自敛与放纵之间摇摆，根据患者所能支配的资源而随机地缩小和放大。

**沉溺的第一种变异结局：** 无风无浪，希望人生就是永远的和风细雨暖洋洋。

有些内心冲突症患者很聪明地压缩着自己的欲望，控制亲人的手段也比较稚嫩，两者处于一个相对平衡状态。患者在一个极小的范围内做着白日梦，风平浪静地度过时光，身边只要有一个宠爱自己的重要亲人，平衡不被打破，自己就可以低价值地活着。

但如果患者欲望增加了，就会陷入痛并快乐着的轻度抑郁中，对生活、环境、他人不满，感到悲痛，而悲痛的题材对于患者来说是取之不尽的，他看似麻木的心有一种时刻在汲取痛苦的能力，以此作为道具，让生活的悲剧演绎下去。

**沉溺的第二种变异结局：**亲人陪葬。当患者的控制力强大时，就会加速欲望的扩充，肆意地奴役、支配和玩弄他人，特别是关注着自己的亲人。

患者有一个很强硬的理由："你把我生下来，就要管我。"对于患者来说，只要有一个人可以随意去榨取、随时去侵扰、随地去纠缠……就会感觉来日方长，而听不到毁灭的脚步声。能榨取就会认为有无穷无尽的资源，只要心狠就可以了；能侵扰就会认为有控制的力量，借助这个被控制的人去肆意侵扰其他的关系，最后有人买单就行了；能纠缠就会认为错都在别人身上，不用面对自己内心深处的绝望。

患者会用自杀作为武器，把亲人牢牢地掌控在自己手中，他让周围的人感到自己极脆弱，一点轻微的碰触就会毁掉，从而让亲人替他担负起外界的压力，亲人隐忍着不敢发作，生怕是自己的缘故把患者逼死了。

控制到最后，亲人被掏空，变得麻木、冷漠、心寒，甚至内心想着"为什么他不早点死掉呢"，亲人与患者之间的爱已荡然无存，蜕变成完全的控制和纠缠。

**沉溺的第三种变异结局：**由掌控亲人到玩弄自己和社会。

某些高级别的患者把自己造就成控制人心的艺术大使，把自己出卖成社会的玩物，比如某些公众人物或者宗教头目，他们控制社会，瞒天过海，手握大量资源，既可实现外在梦想，又可通过对周围人的虐待得到内在满足。

还有一些患者，有好的家庭背景、好的机遇，可能混进官场，占据社会资源，并获得不少人的顶礼膜拜，从而获取大量的"血液供给"，把毁灭推延到根本无须担心的未来。

谈完上述三种级别的沉溺结局，咨询师说："我发现一个很奇怪的现象，就是陷入冲突很深的人，都会用不同的方式、不同的用语问着我同样的问题，甚至顺序都一样，这个现象很值得思索。他们会先问自己是否会死，然后是会不会发疯，最后是会不会烂掉。

"在我咨询经验不足的时候，我怕扰动来访者太深，一开始，不敢直说患者会死，而且死得很惨。他们就有些心安地问下一个问题，我会说发疯并不那么容易。最后说到烂掉，我尽可能选择一些平和、不刺激的词汇，比如'会活得很痛苦，会没有活力'等，这是来访者很容易接受的。但整体下来，咨询效果并不好。我逐渐意识到，一般来说，人们不愿面对最严重的事态，但可以面对不太严重的事态，这样患者通过这些小伎俩，诱惑着他人虚假的保票，可以继续自欺了。

"后来，我给予最真实冷酷的答案，倒惊醒不少来访者。第一个问题的回应是'不死才怪'，凋谢死亡是一种无奈的必然。第二个问题的回应是'早晚之事'，固执到极点，不可能不疯掉，疯正是固执的解脱。第三个问题的回应是'烂到无形'，沉溺只是一种临死前的挣扎和亢奋。

"我俩在咨询室里也演绎了这个过程，你很清楚效果如何！"

## 自毁的轨迹

谈论自己将如何毁掉，这会是一种怎样的感受呢？对于一般人来说很可能是个沉重的话题，但对于我来说，内心竟然产生暖暖的眩晕，一种很独特的痛感。我知道这种感觉显得令人不可思议，但是，毁灭就是能够给我带来更深刻的存在感，生死如梦一般朦胧，给我平淡的生活涂抹了一丝亮色。

很多人都想跳脱自身的囹圄，脱胎换骨成为另一个人。我很清楚应该做一个完整的人，但我就是没有力量去实现。力量是命运轨迹的推手，是掌控自己的资本，然而力量是长期储备的结果。如同两个人参加长跑竞赛，在最后的冲刺时刻，仅仅相差几步之遥，场外的人们会对着后面的选手大喊："咬咬牙，再加一点劲，你就会超过他了。"但有过比赛经验的人都知道，加这一点点劲是很难做到的，而能够做到的人，是为此早有准备的人！

我想弄清楚，我是如何一步步地走向自毁的路径的。谈及此时，咨询师告诉我，任何事情都不是空穴来风，如果你去关注和研究，会发现都是有迹可循的。他让我叙述我人生关键时刻的心境，就此我提供了很多信息，最后，真的出现了一张自毁的行程图。它是以心境状态呈现的，由自主力和自坠力的较量来推动这种状态的变化，我把它梳理成六个阶段，患者就是如此一步步跌入深渊的。

首先介绍一下自主力和自坠力的基本内涵。自主力就是自我掌控的能力，是一种成熟人格具备的能力群，包括基础能力、现实能力、成人能力等。自主力并非天生的，需要特别地培育才能提升。早年家庭是否具有培养自主力的意识，对个体的一生影响巨大。如果缺乏这种意识，会把本应投入培养自主力的精力消耗在发展外在目标上，比如好好学习、好好工作……导致自主力的耗竭。而自坠力是一种自主耗竭过程中自然生成的、带有毁灭性质的力量，是一种身不由己、不依自己意志而行的难以控制的力量。

人生的命运之舵就取决于这两种力量的较量。当自主力占了上风，命运之船就驶向目标，经历风雨见彩虹，收获幸福；当自坠力占了上风，命运之船就飘摇不定，沉溺、焦虑、痛苦不堪，最终结局是早早毁灭。

有了上述的基本认知，就可以正式阐述自毁六阶段。

**自毁的第一个阶段是开心自醉的状态。**自毁开启于美好，只是美好时光转瞬即逝，此时自主力大于自坠力，患者呈现的是快乐轻松的样子，世界、未来是由亲人们为自己撑起的一片光明，纵然有一点阴影出现，只需用"愤怒"控制一下，就会让亲人们快速地扫除。个体把所有的资源，甚至透支未来的资源，全部投注到自我美好的感觉上，但随着长大，人生的各种现实压力剧增，自主力又不可能瞬间提升，于是临近失衡之时，患者一生唯一的快乐时光就终结了。我小的时候，家里经济条件优越，自己学习成绩好，是邻居心目中的标杆孩子，那时外界压力小，有事父母出面解决，我就处于第一种状态中，这是我人生少有的快乐回忆。

这个阶段，如果持续陶醉在自恋中，就必然会进入自毁的第二个阶段，而如果能意识到储备自主力的重要性，会逐渐走向独立。独立和自恋是人生的基本色，选择独立，就能延续开心快乐；选择自恋，就进入自毁。

**自毁的第二个阶段是郁闷无解的状态。**自主力渐渐无力支撑住自坠力的压迫，而现实又有了许多必须要自主力去面对和解决的问题。自主力已无法胜任，加之因自己的伪装，父母和老师等增加了新的期待和压力，个体真切地感受到了自主力的不足，但又无法立即补充，也曾经尝试过努力与现实相处，但是，放不下曾经的荣耀，也没办法接受自己梦醒后本是个穷光蛋的真相……必然总是挫败，一而再再而三，也就从心底里决定放弃面对现实形成自主力的尝试了。

这种郁闷无解的感受，通常表现为"快乐不再"的迷失。我在初高中时期，在学校里，支撑优秀的学习成绩已感吃力，喜欢的女孩子又在妈妈的干涉下远离；在家里，父亲时常见不到身影，偶尔回来，感受到的是父母相敬如宾的冷漠；本身青春期就是迷茫的时期，我就更加孤独和无助。

这个阶段有两条路可以选择。一条是成长之路，面对现实问题，补充自主力，但需要承受住很多的焦虑和挫折；拥有了自主力，才能维持旧日的轻松快乐。另一条是自毁之路，自主力不足，就提升控制能力和造病能力，这样就解决了所有的现实问题，自己还可以随自坠不费力而行，但凄凉的感觉已绕身难解，不可能再轻松快乐了，强迫、抑郁、心身疾病等的萌芽就在这一时刻开始形成。两条路就摆在患者面前，毫无疑问，按照惯性，患者会走上自毁之路。

**自毁的第三个阶段是导火索状态。**这是自主和自坠的力量达到临界点，即将发生质变的时刻，一根稻草就可以压死一只骆驼，一件微不足道的事件、一句话、一个眼神、一个想法……都可能引发个体的崩溃，而且这种状况一旦出现，就像一个人不慎摔入精神深坑，必须依靠自己的力量爬出来，别人是没有办法拉他出来的，如果患者存在让别人拉自己出来的幻想，只会失去爬出来的机会。

某事件成了崩溃的导火索之后，患者逐步陷入痛苦的沼泽地和内心冲突症的旋涡之中，不可自拔。然而导火索引发崩溃的真相是因果倒置，是自身的冲突无解造就了"个体无能"，反映出自主力的缺乏，这是"因"；"导火索"是"果"，是患者的逃避借口。其实，很多人，包括咨询师，如果没有看透本质，就屡次错失了让患者转身的机会。

患者提升自主力，让自主力占上风，就会回归正常道路；然而现实是，很多患者，在咨询师的陪伴下，花费 95% 以上的精力，去重新体验导火索事件，以为这样就可以让自己获得痊愈，哪怕这个导火索早已消失在过去云雾般的岁月中。两人"合谋"花费了无数的精力资源，得到的是患者走向自毁的沼泽地，下一个倾覆性的深渊就在不远处，那是更让人痛苦不堪的症状了。

关于导火索状态，我是深有体会的。来找咨询师之前，我一直认为失恋是我抑郁的根源，如果化解掉失恋的痛苦，我就不抑郁了。现在我懂得，失恋只是我自毁发展到这个阶段的导火索事件而已，如果没有失恋这件事情发生，还会有其他的稻草，如工作中的挫折、人际中的冲突等，让我坠入纠结的泥潭中不可自拔。

**自毁的第四个阶段是症状形成状态。**患者无法应对现实的种种压力，失去了轻松的外部环境，试图摆脱成人世界对自己的期待，却又无能为力。此时把小时候所用的撒泼胡闹、撒娇卖萌、装病缠人等手段复制过来，大多时候都不再管用了。于是开始小心翼翼地运用他人极其关注的事件去制造事情，把在成人世界里能让成人害怕的事情拿来尝试，比如性乱、吸毒、网瘾、拒绝上学、酗酒、自杀、自残等。患者在沉溺中终究会消耗尽自我的资源，再没有可用的能量，唯一可能的来源就是进一步榨取亲人的能量，让他们为自己续命，于是变得更加冷酷麻木；但为了长期被输血，也需要给周围人一个理由，于是"我有病了"成为最无法指责的理由。随之出现抑郁、强迫、心身疾病等，这样，患者可以理直气壮地享受自己的"不为"，更不用费时费力地形成自主力。症状形成状态，让人看到因果倒置的"妙用"再次呈现，如同乾坤大挪移，冲突变成症，症又成了"因"。这个演变规律，让患者既能逃脱焦虑的压迫，又能获得各种新的支持和包容，亲人也因为对精神领域的本能恐惧，再也不敢施压促其成为或回归成年人了。

当我拿到"重度抑郁症"的诊断书时，心情非常复杂，有些恐惧，但更多的是松了一口气的轻松感；过去对父母乱发脾气的内疚感，也消失得无影无踪了——我控制不了呀，因为我生病了，我是一个病人了，我需要的是休息，需要的是被照顾。

**自毁的第五个阶段是在沼泽中挣扎的无望状态。**此时患者自主力远小于自坠力，患者虽逃过了外在的现实压力，但内心冲突强大的力量，让自以为聪明的患者一下子跌入到苦不堪言的沼泽中，心想事难成。受到自坠力的推动，患者专做对自己不利的事情，比如，继续逃避，使自己的自主力更弱小，直到彻底的自毁。大量的症状诞生，患者方向更迷茫，行动更冲动，越挣扎下坠的速度越快。

此时，患者若能选择面对冲突，不理症状，仍然有转身的余地。然而，患者往往会按照惯性，加大释放出绝地反击的希望，周围人因为已经付出很多也不忍轻易放手，所以他人的心软成为患者下坠途中的暂时支撑，但终究抵不过自坠的力量，患者迎来的是加速自毁的命运。

此阶段的患者面前有三条路通向不同的终点。第一条路是个体死亡或以精神死亡形式出现的精神障碍，也就是前面提到过的死掉、疯掉。这条路是患者依赖症状生成的获益，继续得意地控制他人，戏弄世界，获得自己的放纵，而不知反思，不知形成自己的自主力，最终必灭亡。第二条路是个体已警觉到灭亡，为了推迟灭顶之灾到来的速度，开始收缩自己的欲望，学着讨好现实，完成一些小角度的自我改造，加之周围亲人的协助，会出现彻底躺平以求内心解脱的半死状态，慢慢烂掉。第三条路，患者在症状持续的折磨下，觉察到了自身命运的归宿，因而坚定转身，要成为一个真正的自己（自生），开始沼泽中的博弈之旅，渐渐形成内在能力的累积，最后成为一个卓越之人。走上第三条路的患者很少，且这条路崎岖漫长，有不少岔口，需要有高水平咨询师的陪伴和引领，一旦成功就是一个人生大逆转。

咨询师非常郑重地看着我的眼睛，说："你目前就走在这条路上。"是呀，我走在第三条路上，尽管非常艰难，时常想退回老路，但我深知退回去就是深渊，在咨询师的陪伴下，我必须咬紧牙关负重前行。

自毁的第六个阶段是生死选择的临界状态。悲剧的种子悄悄地发芽、长大，耗费了人生的能量，自主力消失，自坠力肆虐，患者已经到了无可退却的最后境地，向后退必然坠入深渊，精神死亡或者肉体消亡；向前行会获得新生，但极其痛苦和艰难，必须有地图，有向导，有坚定的信念，方可成功。

此时的决定，对于患者来说，是决定生死的选择，是最后转身的机会了。我庆幸，我没有在自毁的路上继续下坠，而是选择了一条重生之路。

## 生死选择的唯一动力

在前面的探讨中，明显呈现出患者三次最关键的选择。

第一次选择就是出现"导火索"事件之时，如果意识到导火索现象是对人的第一次提醒，应该做的是去挑战，去提升自主力，就抓住了转身机会；但若没有这样的意识，会外归因，认为都是因为某事某人导致自己痛苦，轻易忽略警示信息，失去转身机会。

第二次选择就是在症状形成之时，症状形成说明自主力已经失去了弹性，如果不补实自主力的话，就将要付出更大的代价；若因果倒置，躲在病中继续逃避，会再次遗憾地失去转身机会。

第三次选择是在量变到质变的临界时刻，此时人们仍可能习惯性地用一句"我命不好"来自我安慰，让自己坠入万劫不复的深渊。

可人们为什么会如此愚蠢，一次次做出错误的选择呢？这是一个很好的问题。

内心冲突症患者之所以如此选择，是因为其内在固有的逻辑。这些逻辑伙同自坠力一起，推动着患者根本无法在选择的岔路口站住脚停下来，而是一路向着自毁滑去。

这些逻辑包括：

**绝对的一致化。** 人是一种很特殊的动物，区别于其他动物的是人有自我意识。若自我意识过于强大，追求绝对一致，人就出现了异化而变成了非人。比如，一个精神分裂的人，是绝对内外一致的人，在别人的葬礼上，他只要感到高兴就会大笑，不管不顾他人的感受。而一个成熟的个体，会考虑到适应环境的变化，在面对现实时，既能保持自我，又能超越自我做到自我分离，正如达尔文所言"物竞天择，适者生存"，如果不去努力适应环境，人是无法生存的。

**错位的固执化。**对于一个成熟的个体，坚持己见是有原则守底线，是自我在经受外界洗礼后的选择，这种坚持是难能可贵的，而且往往是真理的推动者；而一个幼稚之人的坚持己见，则全然是一种自我主观的混合物，是一种对己对人都没有好处的愚蠢固执。

常言道："天不言自高，地不言自厚。"傲慢之人才会摆出一副"趾高气扬，不可一世"的态度，排斥非我的自然反馈和人文反馈，秉持以自我为中心的强大意念，一意孤行，这就是固执。这让他们常常遭到别人的反感，他人的抵制。在个体能量很少时，只会伤及自己，若其能量很大甚至居于高位，会伤及众多无辜。

**挣扎的被迫化。**个体一出生，就被赋予了一定的内在能量，这是人生的启动资金，本该投入到提升自主力上，这样才能获得源源不断的能量补给。然而患者根本无视现实的规律，只知任性地挥霍已拥有的能量却不补充，当能量衰竭之时，就靠控制亲人和外界来攫取，以延续自己的自大疯狂。弹尽粮绝之时，活着，要承受精神惩罚，毕竟在内心曾给冥冥中的更高力量做出了承诺，一定要实现高目标，没能兑现，始终担心会被惩罚，于是再难以品享人生的美味；死去，是自然的归宿，但惩罚让其无法平静死去，这成为患者最大的心结，不得不挣扎。

**理想的幻灭化。**冲突是一种强大的力量，本质是让人面对冲突从而提升自己，塑造自己，形成自己的旅途。但患者因为惧怕冲突，会有意识地用大量能量巧妙躲避，因侥幸而逃避了惩罚，屡次得手后，逃避冲突的游戏人生就此开始。为了内心暂时的平衡，动用大量的防御机制，直到临界点的来临。

人们渴望奇迹，但不可能真的有奇迹。患者坚决不做普通人，怀抱着高高的理想，极力推迟着幻灭的到来，而这一天终将到来。

如果患者能警醒，在每一次选择的时候刹住车，把握住机会，尤其是在生死临界点时做出生的抉择，还有实现理想、活出精彩的可能性，当然这种可能性很小。如果有咨询师的指引，可能性就增加了，但是咨询师必须是能够看透抑郁症本质的人，否则也只是延缓些时间罢了，无法改变命运的走向。

比如有些心理咨询师会用积极关注之类的技术，让来访者感受到激情，促使其行动起来，然而效果并不持久。因为对于有内在能力的人，一旦点燃激情，会持续燃烧，然而大多数抑郁症患者没有能量，他根本就不是蜡烛，点燃了芯，很快也会熄灭的。

那怎么办呢？正确的处理是不给激情，而是描绘一张自毁和自救的地图，详细地把各个岔路口、症状标识、悬崖、终点、目标实现等标注清楚，让来访者根本无力否定，无法逃避，因为地图不断验证着他行动的结果，预测出未来的结局，关键看来访者自己选择走哪一条路，自己做出承诺，效果才能持续。

还有些心理咨询师会采用信任、陪伴等温暖的技术，让来访者自动自发地改变，效果也不佳。因为患者的思维方式与常人不同，他们就像吸血鬼，只要能吸到他人的血，根本不会自己去费力造血。世界上只要有一个人支持和关爱患者，或者说为其所控时，患者就会利用一切方法抓在手心，自己就是不改变。因此，看透本质的咨询师必须记牢，一定要切断患者所有的供给。这个时候，咨询师根本不用人为干涉患者在临界点的选择，他很可能选择不变，那就任其真的坠入深渊，只要不自杀，还是有一线促其爬出来的可能性。如果人为干预，逼他选择转身，即便当时没有掉下去，但过后的痛苦他很难坚持，还是会不断回到悬崖边上的。

当患者努力从深坑中往外爬，绝望和希望不断较量着，只要坚持，自主力会再一次地生成，而最终超出了自坠力，就如同获得一次新生，爬出深坑的人必是一个常人难以企及的优秀之人。但是，要爬出深坑就像穿越地狱，不得不多次承受爬到一半又掉下去的失望感，这是一种难以忍受的痛苦，是不得不背负和承受的痛苦，否则患者只能烂在深坑中一无所有而极度痛苦，他们情愿患癌症失去生命也不愿忍受这种痛苦，可想而知这种痛苦是如何的难以承受。所以爬出深坑是一种"不得不"和"没有争议"的选择。

如果来访者不选择，其实就是在选择自毁之路。因为内心冲突症就像癌症，不及时治疗，癌细胞会扩散，吞噬正常的细胞，导致症状越来越严重。各种冲突未化解，压抑到无意识里发酵、毒化，为了维持暂时的平衡，防御机制随之升级、耗能，患者越来越衰弱，小聪明换来的是大麻烦。患者自大到敢于挑战人生规律，必遭受到无情的现实反噬，现实不可能有丝毫怜悯之意。咨询师最后说道："每当看见患者在最后的时刻还没有放下对奇迹的幻想，真替他们感到悲哀。"

## 救赎的悲壮

当患者陷入绝境，幻想奇迹出现，或者不选择而听天由命，本质都是在逃避，结局就只能是跌落在自毁的深渊中。让自身强大是唯一的救赎路径。

让自主力孵化，最初这个过程是艰难、缓慢、看不到希望的，就像毛竹的根，在地下扎根四年，地面上都看不到明显变化，一旦破土而出，竹子就突飞猛进地疯长。同样，患者也要忍受这个漫长的转身之路。自我救赎的力量悄然孵化，重生也分六个阶段，即六种状态。

重生的第一个阶段是觉察的状态，即觉察"我"。觉察主要包括三方面的内容：首先是觉察自己正走在自毁的道路上，不远处就是悬崖峭壁；其次是觉察到内心大量的冲突，了解自己必须形成化解冲突的能力；再次，觉察自己是人，人们意识上都知道自己终究会死，但无意识中又似乎相信自己是个例外，不会死。只有真正觉察到会死，才不会再用幻想和奇迹麻痹自己，行动也会更加坚定。

**重生的第二个阶段是辨识固化观念和模式状态，即辨识"我"。**辨识方向永远是第一位的，如果方向错误，走得越远越偏离目标。当患者开始转身行动的时候，经常会遇到困惑，因为症象一直在旁边干扰，诱惑着患者回到自毁的路上。症象，是咨询师自创的一个词语，指所有阻碍患者走向独立的因素，这些因素非常多，包罗万象，比如症状，比如固化的思维，比如过度的防御机制，比如僵化的模式等。识别症象，是患者前行中始终贯穿的一项任务，确保患者在浓雾中不会迷失。

模式识别的本质就是行动指南，最简单的方法就是反其道而行之，逆着原模式而做。比如患者的旧有模式是"以想代做"，觉察到之后，就要变成"以做代想"，如此坚持一段时间，综合想和做两种行为，有些时候该先想再行动，有些时候该先做起来再反思，这样两极的模式就会冲撞出一种新感觉，个体就获得了某种自主力，最终一个新的自我形成了雏形，患者也有了越来越强的信念和力量。

**重生的第三个阶段是波折前行的整合状态，即整合"我"。**在求生的过程中，人们的心态常呈现出急躁的直线状态，努力就想马上看到效果。患者因为生命即将毁灭，所以为了救助自己显得更加急迫。急迫会导致动作变形，不能接受失败；愈发加剧的急躁心态，会形成新的症象以及放弃的念头，让患者重新跌入冲突的旋涡中。

所以，在行动开始之初，就标识出波状前行的反复态，患者进行大量的尝试、反思，并接受进两步退一步的曲线状态，关注点由急忙做成事情转变到开始做事情，不论结果如何，只要启动，做过去没有做过的挑战之事，就是成功。波状前行是现实规律，可以有效调节患者的急躁心态，让患者学会承受过程的等待。一旦有了这个心态，患者开始与现实接轨，就是站在了现实的土壤上，发芽结果是迟早的事情。

重生的第四个阶段是累积内在能力的状态，即发展"我"。因为患者面对的是自我改造这个极其庞大的工程，一开始，会有不知从何入手的迷茫，此时，只要做过去逃避的事情，就会打开局面，形成点状积累；慢慢有意识地设计目标，觉察哪些是目标下的短板，必须进行弥补，逐渐形成线状积累；最后是点线组合，组装成新能力，获得内能量，从量变到质变，患者有了信心，有了一些自我强大的扎实感觉。

重生的第五个阶段是新感觉产生的状态，即确认"我"。患者发生质变时，必然伴随着一种全新的感觉，仿佛新生命的萌芽破土而出，在阳光雨露之下，茁壮成长。这种觉察会给患者带来积极主动的心态，使其更有激情去迎接挑战，累积的冲突纷纷消融，自我质疑减少，自我确认增加，真实的自我逐渐显形呈现出来。当然这个过程是一次次的蜕变，就像青蛇蜕皮，一次次脱去虚幻自我的躯壳，长大变强，持续活在真实的世界中，喜怒哀乐都是看得见抓得住的，终于拥有了与过去虚幻世界截然不同的人生体验。

重生的第六个阶段是重生自由的状态，即自由"我"。这是经历前面五种状态的积累，患者获得新生的灵魂自由状态。旧日的冲突结如同千年寒冰不断融化，新的现实冲突虽然仍会出现，但已有足够的内在力量去面对和处理，患者孕育出成熟的个性，对他人也表达出真正的爱。不经历风雨难以见彩虹，如果没有地图的指引，患者就是经历再多再大的风雨，也是在趋近死亡；而像我一样的人，是幸运的，找到了地图，在地图的指引下，一切的精力和体验都化作成长的营养，促使自己早日迎来重生。当然，在未来的路上依然有诸多的困难和痛苦，但我能掌控自己的命运，不辜负每一天，毕竟我活过了。

自毁和重生各自呈现出的六个阶段（六种状态），正是咨询师内心冲突症心理学的一个整体变化图，每个阶段、每一次选择，都是人生命运的岔路口，既可成就自己，也可毁掉自己。冲突，是促使个人成熟的磨刀石，若不祛除，就如同被遗忘的重物长久地压在一根弹簧上，导致弹簧失去了弹性。弹簧可以更换，而人的一生只有一次，无法更换，只能重新塑造，这是一场不得不进行的战争。

最后咨询师强调了几点。他说："第一，如果把患者的一生用公式来表示的话，会更清楚、更具有震撼力。

"患者的一生 = 自我麻醉 + 控制他人和世界 + 矫揉造作 + 痛苦无限 + 个体分裂 + 自杀死亡。

"第二，患者如要再生只能选择自己行动，没有一个人能替代，起步越晚，损失越重，复原越难；越有人可控制，自己越想走捷径，越易毁灭。

"第三，患者自己选择，自己承担，命是自己的，别人无须内疚，正如古语所说的咎由自取。"

我心惊，我的命运是如此危机四伏；我感恩，我拥有了走出泥潭的地图；我警醒，不能再耍聪明把自己赔进去，必须要把原来的人生欠账一并还清；我坚信，有如此睿智的咨询师陪伴，我一定能重获人生，成为自己心目中渴望的样子。

# 第八章

# 重新审视我及我的现实

"由出生起,我们就开始探寻真实的自我,但面对精神创伤,我们开辟出生存下去的方式。通常,我们把自己分成一片片,先抛弃自己最柔弱的部分,将它打包装进许多小盒子,然后抛到脑后。接下来,我们花一生去找寻这些包裹,希望有人能帮我们找回这些遗失的碎片。"

——美剧《倒错人生》

# 重新回去工作

作为长期浸泡在痛苦之中的抑郁症患者，我了解毁灭的六个阶段，亲身体会到其中的痛苦心情和心理变化轨迹；和咨询师一起探索走出抑郁症沼泽的重生六个阶段，也觉得非常有道理。当时，非常有信心和动力，可咨询结束没两天，我就感到一点力气都没有，这可怎么办呢？

自小，我就有强烈的无力感，要做好一件事，我需要酝酿很长时间，一旦完成，别人的表扬和认可会让我得意一时，但马上就开始担心下一次做不好怎么办。在外人看来，我是对自己要求高，追求完美，我自己深知我是不能承受失败。这种无力感一直压在我的心头。

经过这一段的咨询，我明白了一个道理，就是在人生成熟的过程中，并不真正想知道真相。因为一旦知道了真相，就不得不去采取行动，否则心会不安；而不知道真相，稀里糊涂的，还可以心安理得地逃避一些时日。

现在，我已经没有了选择，必须做力所不能及的目标下的事情，否则只能眼睁睁地看着自己坠入毁灭深渊。不选择就是在选择自我毁灭，这个真相真让人受不了。

我要重新回去工作。父母听到这个消息后很开心，但也担心我是否受得了。受得了还是受不了，对于我来说，都是一样的，我只能咬着牙先去工作再说。

机关里的工作多是细碎的事务，做起来不累，事好做，人难处，同事、领导关系令我头疼。

咨询师说："工作岗位是一个人成熟的重要修炼平台，需要理性，在规律下做事，最大的禁忌是感性。你首先需要注意的是放下好恶评判，理性定位自己的职场角色，摆正周围同事的位置，明确应当做的和不应当做的事情，也要适时放弃习惯式的笑脸，这样，工作中的格局才可能打破。"

我们科室一共五个人，一名科长、三名科员和一名借调人员，工作任务主要由我们三名科员分担。其中刘老师能干、讲义气，深受科长倚重；魏老师在科室里资格最老，做事取巧，爱占别人便宜；借调来的是个很精明的女孩子，姓白，她人前话不多，对谁都礼貌有加，对任何工作都积极主动。

原来科室分成两派，一派是科长和刘老师，刘老师一个人承担了科室70%的工作量，科长当然对他偏爱，这引起魏老师和小白的隐隐不满，所以他俩自然站在了一起。我并不想参与任何一派，试图和所有人搞好关系。但两派都有意无意地来拉拢我。魏老师总是支使我去替他做些私事，我觉得自己年轻，举手之劳，做了也无妨，但刘老师看不过去，时常在我面前说魏老师在欺负我，让我学着要拒绝。我不敢，但做得多了，内心也确实很不舒服。

刘老师对我很好，经常帮助我，但我总有一种被控制的感觉。现在想来，是心理学的移情吧，我对妈妈的关心和照料很反感，也对刘老师的好意不愿接受。

小白比我会来事儿，她对刘老师交付给她的工作办得非常尽心，对魏老师也显得尊重有加。以前我觉得她人挺不错的，经常在她面前发些牢骚，后来，感受到科长和刘老师对我有些疏远，应该是她把某些话传了过去，看来她很有心机。

咨询师帮我把科里的人员进行了综合排序，按照各自的权力资源、职场年龄、个性特点和未来的发展走向来看，科长第一，刘老师第二，我排第三，魏老师第四，小白第五。但小白因有野心而利用我来离间关系，让科长和刘老师都疏远我，我的地位就下降了；魏老师总是用各种事情来压制我，我不敢反击，我的软弱又一次导致我在科室的地位下降，这样我就排到了第五。自己在这样的职场环境中，当然内心会非常不舒服。何况病休一年，地位早已边缘化，如果不看透，不去重新争取，恐怕就难以翻身了。此次恰可利用生病来为自己做铺垫，把魏老师和小白重新打回原位。怎么做呢？

办公室政治是我最反感的事情，现在我知道，反感是因为自己不擅长。现实是我自己抓到一手好牌，打得太烂，我必须提高牌技。职场中人们没有什么对错好坏，一味指责小白心机重是没有意义的，职场如战场，大家都是为了生存，不管自己是否喜欢，必须接受这一点。之前的我，从不考虑什么钩心斗角或者尔虞我诈，认为只要自己行得正就不会有人非议，经过咨询师的分析，我领悟到自己必须要学会自我保护了。

决定重返工作岗位的那一刻，我就仿佛一个即将上战场的士兵，抱着视死如归的悲壮决心，甚至感动了自己。我知道前方的路会很艰难，但这是不得不完成的任务，好在有咨询师的鼓励和陪伴，我一定要坚持，不能退缩。最初几天，熟悉的厌烦、无力、纠结等感受，不断地造访我。有必要对同事存着各种心眼儿吗？有必要和同事斗个你输我赢吗？类似的质疑拖着我的后腿，好在咨询师已经将整体地图交给我：我可以选择退回去，那会痛；选择坚持下去，也是痛。但后者是有希望的痛，我只剩下了一个动作，那就是低头咬牙坚持。

按照咨询师的建议，第一步，我找科长和同事汇报一年来的情况，非常谦卑地告诉他们，自己患上了严重的抑郁症。这是一个策略，可以让科长和刘老师释然，原来我曾经的一些怨言是疾病使然；对于魏老师来说，这是拒绝他的继续支使的最好借口，甚至还可以请他帮点忙，这样他就会远离我；而小白，也会因为我有病了，不敢再编排我的故事了。

剖开自己的伤口给别人看，这对于我来说，是巨大的压力。我一直戴着厚厚的和善面具，就是要把真实的自己掩饰起来，现在倒好，要扒开伤口去展示。咨询师说，挑战就是做自己不擅长的事情，完整就是做自己过去没有做过的事情。我只有实践了，才会产生新的感觉，形成新的能力。于是，我脸红心跳地完成了任务，尽管很多话说得不是太合适，但敢说出，就是成功。

科长本身就和我母亲有私交，刘老师又是一个情商很高的人，他俩情感的砝码立即向我倾斜。魏老师在科里倚老卖老，大家本就反感，现在他不得不收敛，不好再指派一个病人做额外的事情了。小白在我病休的一年里，分担了不少的工作，非常乐得我回来减轻她的工作负荷，也表现出极大的善意。我一出招，获益良多，位置重新回归到第三了。

我开始做着过去不屑做的事情，说些同事们爱听的溜须拍马之言，脸上挂着虚情假意的关爱之貌，但内心里是撕扯的痛苦：我真的变成自己讨厌的小人了吗？我时常与旧有的"应该那样，不应该这样"的心态强硬地对抗着，很是不安，但我也发现，不安仅限于我的体验，每个人都有自己的事情，很少有人关注到我情绪的起起伏伏。

"演好你的角色是你人格趋于完整的主要途径。"再次探讨职场话题，咨询师非常明确地说，"这是你走出抑郁沼泽必须要穿越的现实，这是一个人的人格成长的磨砺台阶。心理学中有个人格理论，把人出生的起始人格叫作未分化人格，这个人格的特征是自己和他人没有分开，是自恋人格的雏形；当孩子三岁左右，正常开始和父母人格分离，但若没有实现，自恋延续，就不可能形成人格的成熟，停滞在自恋人格阶段。你就是如此，接触现实少，靠着父母的庇护过活，虽然已经到了而立之年，心智却非常幼稚；随着慢慢长大，进入学校，开始学会适应环境，遵守各种规则，形成尊奉人格，也就是做一个听话的乖孩子。你觉察一下自己，是不是有着明显的尊奉人格，听话、懂事、顺从，在家里是好孩子，在单位是好员工，在社会上是好公民，尤其是对你妈妈的要求，一点不违拗。尊奉人格的人在极度压抑自己的个性，失去自我的主张；若有能力逆反，就形成自居人格，自己与自己的对抗，最后那个符合社会规则的子人格战胜感性的子人格，人格在不断成熟中。自居人格的人能扮演好自己的社会角色。假如你是个领导，为了群体的利益，必须要坚持原则，做出冷酷的举动，你做得到吗？诸葛亮挥泪斩马谡，就是自居人格的体现。过了自居人格这个坎，就是独立人格、自主人格、自实现人格。自实现人格就是你想达到的最高境界，也是所有人都渴望达到的成熟人格。人格的成熟是一级一级进化的，你现在必须打碎自恋人格，从尊奉人格中摆脱出来，敢于跟父母和同事说'不'，做好自居人格的任务，慢慢才可能跨入独立人格的台阶。"

我把咨询师给我讲述的抑郁症地图画了出来，挂在床头，每当我想要放弃的时候，我就会对照重生的六个状态来给自己打气。觉察，打碎固有的模式，进两步退一步的波状前行节奏，真是炼狱般的三部曲。我公开自己的抑郁，将僵硬的笑容转换为自然心情的流露，拒绝魏老师的支使，说着言不由衷的话……这都是在累积内在能力。

重新回去工作后，我的父母非常高兴，妈妈又习惯性地指点我，我很严肃地回馈她："我知道你们替我操了很多的心，也想为我好，但我已经三十多岁了，请让我按照自己的步调进行。"妈妈听后很失落，甚至坐在那里不停抹眼泪。我知道一定会遇到这样的场景，咨询师早就预测到了，但坚持自己的主张，就是摆脱尊奉人格的努力。

# 现实的本色

通过咨询师的阐释，我了解自己的人格停滞在自恋阶段，必须在现实中摸爬滚打，沾上一身泥土，才可能敲碎自恋。

我三十多年的人生，活在虚幻中，感受中的现实是文学中的浪漫主义现实。为何会如此呢？我仔细反思，梳理出几个原因，竟然得到了咨询师的认可，他多次赞许我有很强的洞察能力。

第一个原因是用浪漫的眼睛遮蔽了现实。

罗丹说，生活不缺乏美，缺乏的是发现美的眼睛。然而，如果眼睛自带浪漫的光芒，不但不能发现美，反而将真正的美扭曲、幻化成一派假象。

现实就在那里，但距离我希望的现实太遥远，愈发显得无趣和平淡，我不得不透过一双粉色的眼睛看世界；为了能生存下去，我拥有了一颗极其浪漫的心，我的浪漫，是没有经过现实检验的浪漫，是一种虚幻的浪漫，是超越现实的艺术家的独角戏。

真正的浪漫是挖掘到现实本质的浪漫，知道了生活的真相，仍然爱它，这才是浪漫。现实的真相像地球深层的石油，需要找到、挖掘、提炼，才能发挥巨大的作用，而整个过程是艰辛的。成长是需要在现实的洗礼中，经过漫长的过程才可能真正地达成，并且还要冲破内心的层层障碍，对于我来说，这是个要命的旅程。我不可能走一条普通人走的路径，我要和现实保持着矜持的距离，只想通过走捷径的方式来掌控他人，实现自己的梦想，于是妈妈成了我和现实沟通的桥梁，可以说，没有妈妈的帮助，我很难在现实中存活，而要得到妈妈的支持，我只需要露出灿烂的笑容就可以了。妈妈的存在让我有了脱离现实的资本。

**第二个原因是忍受不了现实压力的冲击，对现实过敏，所以总是极力避开。**

现实是客观存在的事实，现实很冷酷，你要生活，就必须打拼，要想生活得好，就必须适应环境。所以，人必须学会适应现实、接纳现实，人格成熟了，才能站立。现实中有假、恶、丑，也有真、善、美，但对于我来说，现实往往如巨大海啸的冲击，生发出无数痛苦的泡沫，我承受不了痛苦的重压，本能地想找到一个避风港，妈妈就是最好的避风港，帮我搞定一切。

随着年龄的增长，尽管身后有着妈妈这个强大的保护伞，但我还是不得不去面对升学、考试、就业、婚姻等生活压力，这一切对于我来说过于残酷了，我只有将自己的感觉变得迟钝些，才能忍受住现实的丑陋。于是我尽可能躲着现实走，戴上厚厚的面具，既欺骗世界又欺骗自己，对外让大家觉得我开朗阳光，对内让自己感到温柔善良。然而心中还是有太多的欲望，要取舍放下才能获得内心的宁静。我无法取舍，更放不下纠结，无力控制的欲望时刻扰得内心无法平静，于是我愈发要远离现实了。

**第三个原因是无力获取自己想要的梦想，于是随心所欲地怨恨现实。**

金矿位于地球的某个地方，你是否能得到金子，在于你是否有能力找到、挖掘出来；同样，梦想根植于现实，你能否实现它，在于你是否有实现的各项能力储备。对于患者，只是在自己的大脑中形成了一个幻想，然后寄希望于奇迹发生，奇迹自然不会呈现，梦想未成真，就去怨恨现实的不公，而没有想到自己应该承担的责任。

我渴望拥有深层的亲密关系，渴望有人真正理解我，这是我的梦想之一。若想实现，我需要在现实的人际交往中了解他人，学会真正理解他人。然而我是把自己沉浸在书本中去寻找知音，为此我读了很多书，希望有人被我的知识吸引，陪伴我孤独的心灵。真正的关系建立在深知之上，而不是想当然的漠视之上，对于我来说，如果能把书籍作为了解世界了解他人的工具，把所思所想与人分享，并真正关注他人的心灵，也许借此真能找到知音，起码是共同爱好的朋友，但我把书籍当成了自己的避难所；正因为读了很多理论，反而离现实更加遥远，怎么能找到渴望的关系呢？我怨恨现实太贫乏，知音无处觅，却没有想想自己是否能成为别人的知音。

渴望亲密关系却不可得，让我愈发想得到，这成了一种执念。我幻想着拥有刻骨铭心的真爱，我是白马王子，只要有一个愿意全身心奉献给我的美丽天使，我就可以实现这个梦想。从初中到大学，我都没有遇到真正爱我的天使，只能孤芳自赏地独自哀怨，好在有妈妈在身旁，我就紧紧抱着这个依靠不撒手。妈妈不能理解我，我也不理解妈妈，但毕竟我需要依靠她，这缓解了自己内心不少的痛苦和失落，让渴求爱情的心愿有些冷却下来。

当渴望总是枯竭，向往总是夭折，活着的意义在哪里？所到之处都是了无生机的毁灭和纠缠，看似我生活在人群之中，看似周围的人都喜欢我的微笑和礼貌，但我知道我和他们的心是阻隔的，我生活在自造的感觉中，没有温情和爱。幻想着等工作以后或者结婚以后就会有所转变，但一切都没有改变，反而更加孤独和落寞。

正是因为我的浪漫不落地，现实压力的严酷，让我的理想不断地幻灭，所以我根本无法融入现实，更不可能从容地面对现实和穿越现实了。但我又想达到梦想，这就必然形成冲突结。在我的深层意识中，自认为我是个特殊的存在，能迎来奇迹。俗话说，不到黄河不死心，不见棺材不掉泪。如果不转身的话，我就会用一生来求取非凡之路，直到梦尽心碎也不会甘心。

讨厌现实，又避不开现实，看不到奇迹的踪影，我只有暂时将自己的欲望压缩，方可能在现实中获得一点生存的空间。如果不压缩欲望，我无能的底牌立即就被掀开曝光，所以在这种本能的威胁下，我通过压缩欲望，实现了给自己赋予圣人光环的效果。一般人都在追逐名利和欲望，而我却敢于放弃，这是多么高的道德水准。自诩为"我不需要"，然后看都不看一眼地离去，仿若真的不需要一般。事实恰好相反，只是为了本能而不得已，可见我的牺牲有多么大。"我不需要"成了我进入不了现实的借口。

**压缩欲望需要耗费大量的能量。内在能力在欲望的冲击下才能获得，而我不但没有用欲望去激发内在能力，反而耗费大量的能量去压缩欲望，这是对精神内核最大的伤害。**

在现实面前，我既无力又绝望，既贪婪又苛求，既恨自己又恨一切，忍不住地宣泄着攻击、自傲、诉苦、诅咒、纠缠……让人厌恶。有妈妈的包办，我有条件躲在非现实的自我世界中哀怨着、麻木着、痛苦着、孤独着。

因为没有人生体验，没经历过风雨，当然就不可能真正地成长成熟。无论如何，我不得不走到现实的海洋中，这是我必须要做的，纵然放弃生命也要补回认识现实这一课。

## 自我挣扎的性格

逃避造就了我冲突的性格，如果想换个活法，改变性格是关键的第一步，而且是不得不做、别无选择的第一步。

通过咨询师的剖析和我的自我探求，我非常认可自己的性格特点包括认真细致、固执完美、敏感丰富、务虚避实、难以舍弃、优柔寡断等，这些特点必然导致抑郁情绪，积郁成疾。那么我为什么有这些性格特点呢？性格真的如老话所说"江山易改，本性难移"吗？常听人说有九型人格，人格是否就是性格？

咨询师听我一连问了几个问题，看得出他很开心，他说："你真的愿意直面自己的内心了。人们有个认识误区，就是性格不能改变，其实不然。性格和人格是两个概念，人格中包含着性格，人格由气质、能力和性格三部分组成，气质是先天的不能改变，能力是后天训练得到的，而性格是习惯性的行为、应对模式，习惯当然是可以改变的。所以说，性格可以改变，人格相对而言比较稳定，不太容易改变。

咨询师接着分析了我的几个主要性格特点。

我为什么认真细致？外界的要求内化到了内心深处，成了自己的固定指令。若不遵照指令，就会产生强烈的不安，因为不能忍受焦虑，只能压抑真我的冲动而变得机械异常，久而久之就会形成认真细致的性格特点，不管对待重要的事情，还是不重要的事情，都会自动自发、被迫地认真。这种性格在职场上受领导欢迎，但有时也会耽误事情，工作效率低。

我为什么固执完美？世上事情千千万，有些事情值得全身心付出，追求卓越，如果凡事都要做到极致，那就是追求完美了。人的精力有限，在让自我感觉好的事情上投入过多精力，就没有能量用于自我成长了，所以需要先判断事情的价值和意义。我没有判断能力，只有苛求完美而陷入自我世界格局中。固执与执着含义相当，区别在于是否有目标，无目标的执着就是固执了。我活得没有根基，目光短浅，顺着感觉做事，还非常偏执，听不进外界的反馈，循着这样的线路，就形成了固执追求完美的性格。

我为什么敏感丰富？有能力有自我的人关注自身，倾听内心的声音，和自我同在，是一个很高的境界；而无能力无自我的人关注自我，就会因能量过多地分配到自我身上，敏感多疑，在无谓消耗能量，同时又得掩饰自己缺乏能量的事情，更是加剧能量耗竭的不明智之举。没有能量，更加沉溺在感受里，与现实和他人隔离，充耳不闻，视而不见，逃避在自己的世界中，想得很多，表现出内心敏感、感情丰富。

我为什么务虚避实？这是一个简单的算术题。投机取巧的务虚可以快速得到自己想要的结果，没有"延迟满足"之能力，没有正视自我之魄力，没有抵御诱惑之定力，所以只有务虚来呈现自己。虚之久矣，没有实力的注入，就决定了一虚再虚。我实力不足而能量不多，自己很难接受这个真相，于是把能量用于虚饰上，更是内力无增，坐吃山空，最后只能选择抑郁来缓解。

我为什么难以舍弃？有大量内心冲突的人总想着鱼与熊掌都要，这是一种幼稚、全能的心态，没有选择取舍能力而逐两兔者，无一可得，给我一个鱼饵就可以虚耗我的一生。正因为没有放下的能力，冲突更加无解。

我为什么积郁成疾？任何事物自有内在的规律，凌驾于规律之上，就会搬起石头砸自己的脚。自以为是要聪明，逃得过初一逃不过十五，最后用痛苦的症状逼迫自己还债。

了解到自身性格的主要特点后，我想知道我是出于什么样的动机而形成这些特点的，如果能够弄清楚这背后的原理，可能对和我一样的人有更多的启示。

咨询师惊叹于我挖掘问题的深度，他首先给我描述了我的五种独特的感觉，这是一般人不具备的感觉。

**第一种就是了解未来的预测感。**我为什么有比别人强烈的预言天赋呢？因为我一直想了解自己是谁，从哪里来，要到哪里去，所以特别关注内心的感受，甚至到了强迫的程度，对心灵中的蛛丝马迹都非常敏感，可惜的是这种预测能力带给我的不是快乐，而是一种自恋的使命感。

**第二种就是拯救世界的使命感。**我能够看到别人看不到的未来，因此我将自己置身于超人之位，但却只有伟大的感觉，没有储备超人的实力，始终被自己的承诺不能兑现的恐慌压迫着，自己去行动太费时耗力，也不符合超人的人设，那就指挥着其他人去行动吧，上演一出出看似高尚的独角戏，帮助别人其实是为了帮自己，让自己完成拯救世界、拯救世人的宏伟使命，然而因为无能，不但拯救不了别人，反而让自己更深陷于纠结之中无法自拔。

**第三种就是渴望成为真正自己的本能感。**尼采把人对生命毫无保留的肯定视为一切本能中最深刻的本能。成为自己，这是我的终极之梦，但我不愿意付出艰辛，只能眼睁睁看着机会流失。为了自欺，选择走投机取巧之路，真正失去了自身的和谐，我无法欺骗自己，却又不能不欺骗自己，这才是我最要命的痛苦。

**第四种就是做真实之人的纯粹感。**真实之人的纯粹感应该如何形成呢？塑造一个真实的自我，并且保证它能存续下去，在存续的过程中利用一切来强大自己，从而形成纯粹的自我质量，最终成为自己期许的人。但现实情况是，我将自己异化，诉诸种种策略，如自我赞美、独裁的应该等，用以抹杀自己的缺点，并补偿低落的自尊，在幻想中成为了自己，变成了好像已经成为真实自我的人。

**第五种是希冀达到完整生命的归属感。**尼采认为完整生命就是成为超人，有五个标准：

◆ 超人是超越自身、超越弱者的人，能充分表现自己，主宰平庸之辈；

◆ 超人是真理与道德的准绳，是规范与价值的创造者；

◆ 超人是自由的、自私的、自足的；

◆ 超人敢于面对人类最大的痛苦和最大的希望；

◆ 超人是在不利的环境中成长起来的，憎恨、嫉妒、顽固、怀疑、严酷、贪婪和暴力只能使超人更坚强。

超人不是那种卑微琐碎、软弱无力的人，超人是充实、丰富、伟大而完全的人。

所有这一切我都不具备，我和这些色彩正好相反。然而最具讽刺意味的是，超人正是内心冲突症患者自我救赎的归宿，是我渴求却自始至终实现不了的目标。

弄懂了这些底层的逻辑，我更能理解形成我这种性格的四个基本原理。

**原理一：耗竭自我的成本原理。**成本原理中有三个关键点。第一是投入效应。一个人对于一件事情（无论是人、事业或者爱好、习惯等）投入过多，并且越来越不由自主地投入时，他在某种程度上已经完全成为他所投入之物的奴隶；如果投在内在能力提升上，则会越来越强大。第二是判断能力，这是成本原理最重要的一环。如果对象判断错了，就表错了情，入错了行当。而内心冲突症患者的判断力是很弱的。第三是更新选择的成本，随阶段不同而不同。初始的选择成本很大，而到了更新能力强大的阶段，选择就成了一种无成本的选择。更新选择是必要的调整，我正是无力选择的典型代表，故成本极高。

成本有四种表现形式。第一是生命成本，是指用于自我实现的成本。生命成本用于提升内在能力，确立内在目标，坚持做目标下的事情。它对应的是内在能力。在哪里投入越多，就会收获越多。投入在内在能力上，必然收获生命成本，反之则是虚耗成本和能量。第二是机会成本。一个人花费了精力和时间去做A，就很难去做B，而B就成了选择A损失的机会成本，所以说选择很重要。选择能力是一种主动作为，是从用心尝试的过程中得来的，机会成本随着选择力的提升而降低。所以，机会成本对应的是选择能力。第三是效益成本，这是一种组合的最后结果，与有形的社会地位、经济收入等无关，而与个体内在的满足感相关，对应的是更新选择的能力。比如一个人以丧失自我为代价，获得了很多现实好处，然而拥有却无法享受，最终的效益成本是巨大的。能否重新选择生命道路，非常关键。第四是成本比例。我几乎很少有生命的成本、享受的成本，而内心冲突症成本是巨大的，包括虚耗成本、粉饰成本、炫耀成本、拖延成本、控制成本……最终因成本极高，能量回报极低而衰亡。

对于改变，一般人都有些排斥，更何况主观意志更强的我，在自坠力的作用下，更不愿意改变。不破不立，破是完全否定自己的过去，对于患者来说极难。但不破就无法立，内心冲突症成本耗尽了生命的能量。

原理二：主观世界的幻化原理。幻化生命可以不停地推倒重来，最终达成美梦的结果。幻化的第一种方式是对能量的幻化。能量越少的人，越没有能量投注到现实自我的补给上，现实自我日趋萎缩，陷入能量衰竭、对无能的掩饰再耗能量的恶性循环，自身成了自动的能量消耗器，直到脱力（极度痛苦之时，想死而又极度恐惧死的冲突）不能自拔。幻化的第二种方式是求助于神奇的"魔术"。患者的因果倒置就是典型的"魔术"幻化，由割裂思维和控制演绎出了人世间的大量"魔术"，当冲突累积到最后，个体我无所适从，仍怨责世界，就是不改变自己，导致以自我分裂为代价，彻底远离了现实世界。幻化的第三种方式是虚拟理想的幻化。人的能力越弱，虚幻越多，如同旋涡的黑洞，它让人奔忙于各种事情之间，劳碌于为别人的充实之中，创制大量的悲苦之声，仿佛有了自己活着的气息，没了静思反省的时间，在心亡的忙碌中结束一生。幻化的终结者必然是死亡，为了"虚拟的理想自我"这个能量无底洞，投入的是精力和时间，得到的是虚妄无价值的感觉，并且乐此不倦，却不自知。

原理三：**自恋导致自欺的原理**。决定做某件事后，会不由自主地维护自己的决定，让内心保持一致，已经形成的自我是不能变动和神圣不可侵犯的，这种现象叫作"信念固着"。这是一种防御，不管外界是对是错，全然屏蔽，只为了求取内心的宁静和平衡，从而失去了包容的能力和空间，最终会被任意一件小事情冲垮。

用自欺形成了独特的逻辑，去解释所看到的一切，自己看不到的就当作不存在，因此，自己生活得很快乐、无烦恼，但同样困惑的是自己的看法总和别人不同，而自己看到的是什么样的东西呢？是自己想看的而不是事实本来的面目，因为那样太费事、太没有意思、太不值得……相信自己想的一切，这就是自欺而不知的逻辑。

自恋是自欺的动力，也是对自我的过度关注。自恋的第一种方式是屏蔽真相，如果不强迫式地强化自恋，自欺的面纱早就被别人给撕破了；内心冲突症患者最擅长发潜信息给周围的人，"不要理我，不要对我进忠告，闭着你的嘴，是你爱我不是我勾引你，我的想法是纯真的，我根本没有那样的想法……"一般的人就没必要再去碰壁了，于是患者把这种自我封闭的景象解释为真实的世界，从而提炼自欺的理由。第二种方式是将自我陶醉固化成型，当没有人再来打扰自己的想当然时，更加强化了已有的思维习惯，于是自我陶醉、自以为是的固执等性格形成，"一切都是我对你错"成了无形的指令，而自己真的和现实隔离了。

原理四：**能量衰竭的无效原理**。当一个人做的一切都是无效的，那是一种什么样的感觉呢？

因为逃避而不能获得能量和能力，然而心智又非常高大空泛，所以不能入世而立，无能又无根，志大才疏，只关注自己的空心而漠视他人，行极端控制之法，得势后更不用自立，从而形成循环，更加无能心高。感觉自己错生在人世的内心冲突症患者，适应不了现实，也不甘于融入现实，但可悲的是自己又没有能力找到回天堂的路，更担心死了会不会被扔在无人的旷野，只有等待、自欺、控制了。

渴求安全、缓解焦虑，无能又不负责任，所以只有把真实世界割裂成自己能够握住的小块块，让自己安心，苟且偷安。

天堂之路其实就在我的脚下，但因为我的自以为是，营造了虚拟世界却想要现实世界的果（无处不矛盾），我站在回家的路上而迷失，抱着大饼却饿死，而死才是无效之原理的归宿。

这些原理正是形成我抑郁的最大基础，导致了我的三大致命性格缺陷。一是盲目。当做的不做，不当做的做了许多。因心虚的自我掩饰，导致内在虚弱而外在强大，久而久之，虚耗尽自我的生命能量。二是好斗。没有人能够赢得我永远有理的辩论，辩言背后是虚无，所以总是赢，但赢了之后，却是看不到希望的黑，内心难宁静。三是冷漠。没有下文的空头许诺，是一种非人的思维，有头可以无尾。让别人去实现自己的梦想，觉得是理所应当，永远不承别人的情，因为虚无而无可给予，只能选择漠视。

因冲突，我形成内心冲突症性格，因内心冲突症性格，我的内心价值和外求目标永远无法统一。

同一是一种强求的无分裂的原始状态，寻求同一是幼稚的儿童态。随着成长，人要有所分裂，经由分裂而又重新组合的有机体是统一的，寻求统一是发展和谐之源，合一就成了一种本体上的融合方式，是一种成人式的成长。

世界上有很多人活在精神的表层之上，没有过深层存在的体验。即便能侃侃而谈，那毕竟是纸上得来终觉浅的理论而已。当浅知的人们被深层问题困住的时候，他的被困之谜无法解开，就只会用表层的理解解释发生的一切，而表层的现象是不可能解释清楚问题的实质的，这个时候就只能求助于幻想和扭曲来化解，而幻想与扭曲是支离破碎的，那就坚信这种支离破碎正是真正的世界，于是困扰对于这些防御的人来说，就永远成了一个谜，类似的谜沉积起来，会从内心深处不断地骚扰个体的宁静。一个不防御的个体，会因困惑而认知到世界的本质。

浅知的人们，因为防御，即便身边有人为他深层剖析、清晰展示，让他看到困扰的本质，因他的心是扭曲的，根本听不懂也看不明白，就如同对牛弹琴，这种屏蔽让他永远无法知道事情的真相。

性格决定命运，性格衍生出来丰富多彩的世界，也就有了不同的命运归宿。

我找到了自己性格的根源，我想结束这一切。我知道，我应该独立起来！

## 找回让抑郁消失的现实

当我重读普希金的诗歌《假如生活欺骗了你》："假如生活欺骗了你，不要悲伤，不要心急！忧郁的日子里需要镇静。相信吧！快乐的日子将会来临。心永远向往着未来，现在却常是忧郁。一切都是瞬息，一切都将会过去，而那过去了的，就会成为亲切的怀念。"不由得掩卷思考，我的过去是怎样的呢？

过去的我是一个自欺的人，经历了抑郁的生死折磨，我对现实的东西有点开悟了，包括现实世界中的各项规则。

一些公开倡导的规则，以应该、必须、一定等词语为特点，如果缺乏规则之下的运行手段，就会成为规则的牺牲品，甚至极度排斥规则。命运的小舟怎么可能不翻呢？掌握和活用规则的人才是强大有实力的人，也是创造规则的人！

我希望世界是个纯净美好的世界，但是现实世界不是，它承载着无数欲望和挣扎，它不可能纯净如天堂，像我这样缺乏应对手段的人，就会时常碰壁。我更加不愿意面对现实，感到极其愤怒，愤怒社会的不公，愤怒自己不能改变规则，甚至成为规则的牺牲品。我渴求有一个公正的法官，把一切不公正消灭，但回到现实中想想，我之所以能拥有一份好的工作，不正是母亲借助一些手段才实现的吗？

还有，现实生活中无处不存在着大大小小的博弈，不懂得此道便屈居人生的下风。无论你扮演什么角色，只要你还在与外界发生着信息交换，就无法阻止心与心之间的较量，无法避开人与人之间的博弈！一个人时时刻刻都会受到外界的影响和操纵，比如，孩子会受到家长的操纵，夫妻之间会相互制约，员工在职场中会被他人利用。

比如拍马屁就是一种操纵手段，你可以选择不用却不能不懂。如果对拍马屁没有敏感性和鉴别力，在其他条件均衡的情况下，就可能处于劣势，因为你不用但其他人会用，这就是现实博弈。

若米尼在《战争的艺术》一书中写道："我们的训练和准备都是为和平而做，却没有准备好迎接真实世界中我们必须面对的事情——战争。世界竞争日益激烈、手段更加残酷。在政治、商业甚至艺术领域，我们都面临对手，在竞争过程中，他们几乎会不择手段。但是，更麻烦、更复杂的情况是，我们要和同一阵营的对手作战。有些人表面上玩着团队的游戏、表现出友好可爱的模样，背地里却在暗害我们，利用团队谋取自己的利益。还有一些人更难发现，他们玩着消极进攻的微妙游戏，要么说好帮你却不守诺言，要么将你的内疚感作为秘密武器，表面上一切都似乎风平浪静，但实际上却是人人为己，每个家庭、每种关系莫不如此。文化也许会否认这一事实、呈现出更加祥和的图画；但我们都知道，都能感受到，我们身上还带着战争的伤疤。"

　　高超的博弈能力就是赢得战争的法宝。咨询师让我在现实中学习博弈，无论胜负我都能够有新的体验，以前我会把博弈当成尔虞我诈，现在我知道那是我逃避的借口。

　　小时候，妈妈给我讲孔融让梨的故事，告诉我做人要谦让，要分享。但是，在工作中，因为不懂得照顾别人的利益，不懂得别人的性格特点，不懂得别人的关系圈层，不懂得别人的博弈套路……我就如同一个睁眼瞎，想当然地和别人互动，伤了自己也伤了别人，更伤了关系。科长和刘老师一开始非常照顾我，后来都在疏远我，不就是我不会博弈的结果吗？做真正的自己，就是要把生活兵法化，只有这样我才能够保持我的边界，才能真正地和别人和平共处，这时的谦让才是真的谦让，这时的分享才是真的分享。

　　未雨绸缪，凡事预则立。我不具备"成事谋略化"的意识。看透、设置、达成，咨询师说这六个字是成功必备的能力。

　　再次进入工作状态，我做了极具挑战的事情，并咬着牙坚持了下来。对于我来说，有没有成绩不重要，重要的是我借此更了解自己，打破了自恋；借此探索世界，学习各种现实能力；借此感悟世界，以迎接新生活的到来。

　　我坚信我能够走出抑郁症的泥潭！

# 第九章

## 打破了自我，释放了人性

"在我们力求舒适的世界里，充斥着许多谎言。其中，恋情的谎言是最狡诈的了，那诱人的天真的念头，认为世上有人能跟我们完全相配，有一个会让我们完整的人。当然，这个错觉，使我们永远无法使自己完整，最后甚至鼓励我们：鄙视我们的缺点、错误和一切让我们成为人类的事，一切具有人性的东西。"

——美剧《六尺风云》

# 文化中人性的影子

尼采说："其实人跟树一样，越是向往高处的阳光，它的根就越要伸向黑暗的地底。"经过重归职场的历练，我更加懂得这句话的内涵了。我心向往光明却厌恶现实的土壤，这是如何才能化解的冲突呢？其实我以前根本没有真正活过，所以即便死亡，结束的也不是生命而只是一具肉体。

现实中的一切映照出我的可悲可怜，醒悟后，我决定，一定要活出自己，要自我实现，那是我的使命！

现实社会中的人大多没有真正的友情或爱情，只有利益的交易。自小根深蒂固的忍让教育使得我胆小怕事，不敢得罪任何人，更不敢与他人争抢什么。所以只是守着一份薪水过着愤青的日子。

美国心理学家塞利格曼通过实验发现了习得性无助的现象。在 1967 年，他用狗做实验，起初把狗关在笼子里，只要蜂鸣器一响，就施以电击，狗被关着，如何挣扎都逃避不了被电击的痛苦。多次实验后，蜂鸣器再响，即便把笼门打开，狗也不会逃跑了，还在未遭受电击前就倒在地上呻吟和颤抖。其实这种习得性无助的现象在人类中也普遍存在着，我就是那只狗，潜意识里，在压力未到来之前，身体就先患上抑郁症，瘫倒在那里痛苦地等待着惩罚。

人如果没有学会思考，就容易毁灭。《美丽新世界》一书中提出一个伟大的论断，人们感到痛苦的不是他们用笑声代替了思考，而是他们不知道自己为什么笑以及为什么不再思考。

我开始了真正的思考，这是一个新的突破。

马斯洛提出的自我实现金字塔，我早已熟知，但直到现在才真正懂得了它的含义。

马斯洛提出五层需要论，包括生理的需要、安全的需要、爱与归属的需要、尊重的需要和自我实现的需要，是逐级往上发展的。可是从来没有人告诉过我，要达成这些需要，必须先挣脱下面的阻力，就如同人们要进入太空，首先要摆脱地心引力一样。相应地，下面潜隐着的需要也有五层，那就是懒惰逃避的需要、欲壑难填的需要、早年情结的需要、挣扎冲突的需要以及自我毁灭的需要，这五层是逐级下沉的。

过去，我只是向上追求，但身后拖着重重的负担，想飞也飞不高。个体要成长必须先化解下面的内容，前期咨询做的工作就是针对下面五层的工作，我已经卸掉了不少重负。咨询师让我觉察传统文化中一些糟粕对人性的束缚，如果不突破这些束缚，那将是巨大的负担，比如奴性文化。

奴性文化由来已久，它有三个特征。第一个特征是缺乏独立的思想。这是两千多年愚民统治的结果，罢黜百家独尊儒术，一家思想独霸天下。人民只能接受一种思想，不接受的话，就会招来牢狱之苦、杀身之祸。一场接一场的文字狱，让人已经没有了独立思考的勇气，甚至连思维能力都退化了。缺乏独立思想的人，难以拥有正常的逻辑思维，阻碍了理性的发展，容易受到蛊惑而被人操纵。缺乏独立思想的民族，很容易产生羊群效应式的盲从盲动。第二个特征是缺乏平等精神，它体现在既不能平等对待别人，也不敢平等看待自己。因为长期受到来自身体和精神的双重奴役，造就了根深蒂固的不平等观念。专制的权力把人分为权贵与平民，奴性文化把人分为君子与小人。制度制造出不平等，文化意识强化了这种不平等，让人从心底里接受了这种不平等，久而久之，不平等就变成天经地义的事了，变成了奴性的一种精神，造就了奴性的两面性格，既自卑又狂妄。活在社会最低层的人，没有勇气平等看待自己，只能匍匐在权贵的脚下过极其卑微的生活，见到芝麻大的官都会感到敬畏，同时表现出不能平等对待别人，遇到比他更羸弱的人，立马暴露出狂妄的一面。嘲弄残疾、智障的人，就是这种劣根性在作祟。第三个特征是对权力顶礼膜拜。对权力的崇拜表现为平民的官本位意识和社会精英追逐权力的热情。人们对权力顶礼膜拜的思想根源主要是儒家思想，学而优则仕，把当官作为求学的目的，甚至作为人生的价值标准，用官阶的高低评价人生的成就，当官成为人生追求的最高目标。权力成为图腾，这就是所谓的官本位意识。

另外，千百年来，封建王权可以为所欲为，让民众对权力产生了极大的恐惧，对权力的残酷非常无奈，久而久之，恐惧与无奈便转化为敬畏了，正如人类对自然界灾难的恐惧与无奈，转变为对鬼神的敬畏而衍生出对神明的崇拜一样。

让人性真正地醒来，首先就要摆脱奴性意识，让自我独立，自己的命运靠自己。敢于拒绝，突破尊奉人格的囚禁，让人性复苏，不再无谓地软弱和逃避，不再压抑或张扬人性，坦然地接受人性的不完美。

我的奴性已深入骨髓，我的抑郁症不正是完全把自己的命运交付到别人手中的顺从吗？

## 我不再内疚

我刚从工作中获得了真正活着的新感受，命运再次用现实的冷酷打了我一巴掌。

妈妈偶然发现，我的妻子出轨了。妻子是父母强加给我的，我要的不是她，她要的也不是我，我到底要的是谁我也不知道。

妻子红杏出墙，我稍感意外，不过也有些思想准备，毕竟我有着敏感的预言能力。当时母亲有些歇斯底里地哭着告诉我，让我挽救这段婚姻。我内心倒很平静，因为我知道自己用冷漠在往外推妻子，这样的结局，我还是个受害者，不用承担什么内疚的责任，达到目的了。妻子长久被我冷落，她在家中的付出也没有被我看到，她一定非常渴望一个温暖结实的臂膀，她的出轨看似是她的错，本质是我的错。我理智上可以接受，不过，作为男人，面子还是很难堪的，也担心同事们会如何评论。转念一想，这不正是现实的考验吗？

我俩平和地分手了，孩子她带着，我给不了她幸福，也给不了孩子幸福，这个结局也许对我们三个人都是最好的。我显得比较冷静，我的妈妈却再次生病住院了。

当我获得了自由，舒雅却永远地错失了！她在国外读书，有了属于自己的新生活。

几个月看似平静地过去了，我已不再像以前那样唯唯诺诺、暧昧懦弱、逆来顺受、压抑内疚，我感到我的人性开始复苏了，我允许内心的愤怒、自私、嫉妒、邪恶等所谓不好的东西在心中涌动，不再用道德的声音"你怎么这么坏"急急地把它们压抑到地下室里，内心反倒感到轻松，行为也更加可控。

傻白甜是指那些没有心机，甚至有些傻乎乎的，但很萌、很可爱，让人感觉很温馨的人，我不是傻白甜，过去满脸的笑容和友善并不是真正的我。我想做心机男，在人前楚楚可怜、人畜无害，背后工于心计。这更符合人性。

我不再压抑欲望。弗洛伊德认为人们对原始性本能的压抑，是实现人类最高利益与理想要付出的不可避免的代价。他在《文明及其缺憾》一书中写道："文明的进步，是通过对性罪恶感的强化和以剥夺了性快乐为代价而获得的。"弗洛伊德还认为心理问题的根源都是性的压抑导致的。欲望是自然的，性是人与生俱来的本能需要，也是人类繁衍的必要能力，是客观存在着的能力，无须压抑也无须放纵，按照自然的规律满足就好。所以离婚后，我也在积极寻找合适的人去谈恋爱，渴望建立新的家庭。

我不再隐忍暧昧。暧昧是昏暗、幽深、模糊、不清晰的，是因为我不敢直接说出自己的观点和想法，我害怕被拒绝，害怕冲突，只能用暗示来表达，期望对方能够理解并主动回应，但世界上没有读心术。现在我有了能量，敢于直接说"不"或者说"我要"，人际交往明示化，大家都轻松不少。

我不再排斥灰色。灰色是丰富的，如果一个人做到能上能下，能大能小，能左能右，能前能后，能白能黑，能内能外……不就自由自在了吗？这当然很难，现在的我还做不到。从传统文化，从原生家庭，从早年的各种决定来看，我怎么可能活出自己呢？弹性的根源在于力量和看透，能做到左右逢源，八面玲珑，更利于事情的达成，也利于关系的维系。

我不再远离现实。很多哲学家关于现实都有自己的见解，黑格尔说凡是现实的都是合理的；泰戈尔说现实生活中不可能保持一块洁白无瑕的净土；卢梭说现实的世界是有限度的，想象的世界是无边际的。现实是此岸，理想是彼岸，中间隔着湍急的河流，行动则是架在河流上的桥梁。扎根现实，才能获得能力和能量，重回工作岗位就是回归现实的举措。

我不再惧怕黑暗。人类本能地惧怕黑暗，然而黑暗中有无穷的力量，黑暗是光明的前奏。过去我没有能力承受黑暗，惧怕自身的恶，逃避、否认恶的存在，整日生活在"应该"观念中，盲目给现实消毒，但真正的天使是兼具蛇蝎心肠和善良天性的美丽少女。我在职场有了博弈的意识，尝试着维护关系，给科长建言献策，自己活得自在了很多，魏老师和小白对我也是尊重有加，我扎扎实实地坐回了第三的位置。

最后我要说的是，我不再抑郁了，它如浮云一般，就这样飘离了，奇特之中自有它的理由。

## 找回来的碎片

我找回了我的人性！

它其实一直就在那里，躺在漆黑的心底，被岁月的灰尘掩盖着。原想释放的人性一定很可怕，出乎意料的是，我感到了纯然的快乐。

文艺复兴时期的诗人彼特拉克说："我不想变成上帝，或者居住在永恒中，或者把天地抱在怀抱里，属于人的那种光荣对我就够了，这是我所乞求的一切，我自己是凡人，我只要求凡人的幸福。" 我只想拥有凡人的幸福，拥有人性的美妙。

我失去了爱，现在我渴望重新拥有爱，我对情爱有了浓厚的兴趣。

说到情爱，咨询师提到了萨特和波伏娃，我知道这两个人，但是并没有涉猎太深，显然咨询师的内在功力极其深厚，他好像什么都知道似的。

咨询师说这两个人是近代对情爱探索最深而且实际践行的人，是两个值得尊敬的、勇敢的人。他们不是夫妻，死后被安葬在一起，就在巴黎市中心的蒙帕纳斯公墓，一座再平凡不过的普通白色石墓里，如果有机会的话，他真的很想去瞻仰一下。看到咨询师眼神中的渴盼，我也被他感染了，希望对萨特和波伏娃有更多的了解。

萨特是法国著名的存在主义哲学家和文学家，波伏娃是他的情人，同样是法国著名的存在主义哲学家和文学家。

萨特说过："爱情是冲突的，女人比男人的内心矛盾更强烈，她们既需要解放，又需要庇护所；既需要自由，又需要压抑。"他从哲学的角度阐述爱情："个体想要在另一个更高的层面上获得自我，确证自我，首先需要在某种程度上，在某个方面放弃自我，否定自我，所以这其中的过程必定是痛苦曲折的。爱情在某种程度上就是对个体超越性的一种压迫和束缚，超越爱情来获得爱情。"

一生不婚不育的波伏娃说过："女人不是天生的，女人是后天造成的。"所以波伏娃作为一个对自己性别角色有所觉悟的女人，终生都在与自己传统的女性身份斗争，寻求自己作为和男人相同的一种独立的存在，进而获得解放或达到完善。

他们两人拥有理想的爱情模式，却不见得拥有完美的爱情生活。波伏娃说：

"真正的爱情应该建立在两个自由的人互相承认的基础上；一对情侣的每一方会互相感受到既是自我，又是对方；每一方都不会放弃超越性，也不会伤害自身；两者将一起揭示世界的价值和目的。对这一方和那一方来说，爱情将通过奉献自身展示自己和丰富世界。只有男人解放女人的同时，他才能解放自己。"这个让她得到解放的男人就是萨特。

有一天，21岁的波伏娃与24岁的萨特在公园散步。萨特建议他们签一个为期两年的协议：这两年他们将尽可能亲密地相处相伴，但不在一个屋檐下生活。波伏娃接受了萨特的方案。紧接着这个为期两年的协议，他们又签署了第二个约定：他们可以有各自"偶然的爱情"，但必须要把自己的所有经历及时坦率地告诉对方，永不欺骗对方，永不向对方隐瞒任何事情。波伏娃也接受了，因为她想以一个自由人的身份来感受爱情。爱情必须发生在两个同等、彼此坦诚的人之间。萨特、波伏娃曾经多次分别与第三者建立关系，但又回归彼此，因为在他们经年累月形成的价值观里，已经颠覆了对快乐和痛苦的感受，在那套价值观里，"快乐与否"不重要，重要的是体验的"新鲜性"和"深刻性"。他们不追求快乐的值，而是追求体验本身的绝对值。

这两个人不愿向传统和现实妥协，不愿为婚姻和爱情所牵绊。

和咨询师讨论这一点的时候，我有些不太懂。其实现实的爱情对我来说已经是陌生的了，更别说哲学视角的爱情了。但咨询师说当我能从一个更高的角度看待爱情的时候，可能更容易理解和看透现实中的爱情问题。

咨询师将话题引向了婚外恋。心理学家荣格曾说："我们无法改变任何事物，除非先接受它。谴责不是解放，而是压抑。"婚外恋常常被谴责，但谴责的背后是什么样的原因，却少有人去探索。

咨询师问我是否读过弗朗西丝·普瑞弗所著的《大胆的女人》，我说没有读过，我今天回去就买这本书来看。咨询师点点头，说："作者有一段话让人深思，大胆的女人选择以婚外恋的方式来冲淡自己的绝望。她们不是维持毫无希望或矛盾重重的婚姻中的惰性，以及无声的绝望、不睦与痛苦，而是以婚外恋来填充自己的生活。有爱的充实生活，尽管暂时会有痛苦，仍远远胜于没有生气的生活。"这句话我深有感触，我的前妻就是源于此才选择婚外恋的，因为我俩的生活出现问题，她才选择婚外恋，这也是个因果问题吧。一般人总认为是婚外恋破坏了家庭，其实是因为家庭有了不和才发生了婚外恋。咨询师连连说："是这样的。"

有人认为婚外恋就是为了追求性的开放，其实性爱世界不单单只是性，而是蕴含着人类的深层文化。

性自由或性革命，是 20 世纪 60 至 70 年代发生在西方世界的一种挑战传统性观念和性道德的社会思想和社会运动。性解放，是在性行为上完全抛弃传统观念约束的主张和实践。人类物质文明极度丰富，人们追求的不再是单纯的物质享受而是更高境界的精神需求，而性是所有动物特别是人类生活的重要组成部分。真正的性解放，不但要打破禁欲观，以及封建道德对人性的压抑和束缚，更要打破内心对"性"的束缚，即要打破外在与内在的双重枷锁，使人性达到艺术审美的高度，情感与欲望统一的高度，上升到道德自律自觉的高度，最终获得人类真正的尊严，获得高度觉悟、高度完善的人性。故而，性解放不是放任自流，而是自我精神的一个修炼过程，自我道德的一个完善过程。

这是一个寻找自我价值的过程，性狂欢后的探寻，人性复活的实践，性爱迷失的反思，其根本目的是唤醒生命。

生命是用来创造的而不是用来浪费的，但如果生命没有滋养和力量，还能称之为生命吗？无路可走的人们只能让自己梦不醒，在人的原始需求中追求极致的吃喝玩乐。

回到我自己身上，我敢说自己享受过性，拥有过爱吗？

咨询师用非常美好的语言诠释着爱情，我能从他的眼神中看到光，他一定拥有真正的爱情。

咨询师说："真正的爱情是一个灵魂放在两个肉体中，你中有我我中有你，相遇在人性的深处。看起来这是可望而不可即的境界，但它不正是人们所求取的吗？物质的满足最终是乏味的，而人性的味道却是一种高峰的体验，让人回味无穷却又无以言表。

两个相爱的人，从相识、相知、相恋到牵手、接吻、做爱，环环相扣，步步跟进，水到渠成，浑然天成。

真正的情欲是性欲的升华，它一点点地临近，润物无声，厚积薄发，两眼相对，眉目传情。每一个细胞都在相互感应着温暖，每一处毛孔都在释放欲望，每一个表情都在传达"我爱你"。看着眼前人，欲望从内心最深处涌起，如同丝线，缠住了彼此，千丝万缕，绵绵不绝。

但人们很难达到爱情的高境界，因为人们偏离了性爱的本质。过度沉溺是逃避和消亡，节制的享受才是艺术。

性爱的替代品是绝对控制。当个体自己不完整，却渴望完整，就追求掌控他人的权力，这种权力类似于让自己感觉快活的春药，春药容易上瘾，因此没有本事闯荡世界的阴弱之人，没有能力获得爱情的宅男宅女们，必在自己亲人中形成吸血的粘连。在奴役他人的过程中感受自我的强大，在暧昧的沉溺中寻找存在感。

在现实中有许多女人为了爱而坠入成瘾的深渊，她们一生只在追求爱的高点，感情却没有终点站。一直执迷于爱情，不断地寻找可以依赖一生的男人，如同蝴蝶，为花而生，为花而死。一生因爱而高潮迭起，又因爱而备受伤害和打击，无奈的是，在不断的挫折与伤害下，她们看起来已经对爱情绝望，但实际上却又不是真的绝望，对爱情的追求仍然像飞蛾扑火般不可自拔。失败的经验和教训对这些女人都是枉然的，泪水没有办法让她们学习到自我保护，或是对爱情产生新的认知，一生只是在不断重复着相似的故事，咀嚼着痛苦升级后的悲伤。

最深层的欲望才最能勾起内心的悸动。我喜欢看电影，电影可以把我内心的欲望，通过角色揭示出来，并在那个场景里实现，某种程度上慰藉了我的心。借助电影，让我更加了解自己，觉察到自己没有真正地爱过谁，包括舒雅，我只是疯狂地渴望罢了，渴望爱情弥补我需要的一切。我也从来没有爱过自己，一个自己都没有的东西怎么可能给予他人呢？我要先学会自爱。

从失败的婚姻中，我反思性、反思爱，这让我有勇气接纳内心深处的疯狂旋律。

## 在黑暗中博弈，获得人性的自由

真正的心理健康，不是正能量的堆积，而是在现实深层认知下合理运用能量的结果。真正的心理健康，一定要找回被放逐的"黑暗"，因为黑暗是光明的诞生之地，是我们力量的内核。

我们不愿意接受和排斥的行为中，都有黑暗的色调。然而这世界的规律是，越排斥的往往是越需要的，事物的精髓常常包裹在危险的外衣里。就像河豚味道极其鲜美，只有学会把毒性去除，才能享受常人享受不到的美味；失败、死亡、不完美之中，有着丰富的能量，只要真正接纳，收获一定巨大。

**首先，学习接受世界的不完美，接受自身的不完美，寻求完整性**

世界的不完美是人们意识中不希望存在的那部分，因为它总是提醒自大的人们，人不过只是大自然中的一小部分，是大自然孕育的一个物种。所以人们试图用各种方式忘掉或隐藏它们，以使自己内心宁静，但不完美仍然通过各种渠道顽强地展示它们的客观存在。

面对和容纳世界的不完美，需要个体具有勇气和内在的力量；拒绝接受不完美的人，缺乏勇气和力量。他们把自己装扮成貌似纯洁的完美之人，实则是纠结的无能者。他们的心太脆弱，在脆弱的同时，为了让自己的脆弱不显得脆弱，让自己的无能不显得无能，又会制造出扭曲的假象，放大世界的不完美。不接受自然负面的人们，却可以接受自己造出来的负面，这种对负面的置换不正是完美主义者自弱的本质吗？"上帝给你一张脸，你却偏要再造一张脸"，人与上帝对弈，不输才怪。

完美者把一个完整的世界割裂，扔掉不想要的那部分，人为创造一个完美世界，让自己沉醉其中；割裂人性，不去面对自身的软弱，不为真相焦虑，从而逃避对人性负面的承受，以免自己变得坚强。

然而人是世界的一部分，不完美、负面的部分恰恰是人自身存在的部分，人只有接纳了负面的存在，才能成为真正意义上的人，否则就是不完整的。人可以追求卓越，但追求完美是不接纳不完美的体现。随着个体成熟，这是必须要放弃的追求，因为完美根本不存在，正如一块真实的玉一定有瑕疵，而没有瑕疵的玉，世上难有，要么就是假玉。如果不容许瑕疵的存在就会把能量用在无意义的事情上，虚耗了生命。让一个人消除追求完美的心理就是一种成长，容许瑕疵的存在，人才能把能量用于生命意义的追寻、真实自我的探索，以及内在能力的提升等。

### 第二，坦然接受失败，排斥失败会抽空自己的人生地基

从小妈妈就不允许我考试成绩不好，不允许我的表现比其他孩子差劲，我一定要做那个永远不败的神，所以我对失败，即便是小小的挫败，都是不能容

忍的。一旦失败，自己就会被全盘否定了，因为害怕失败，我从来不会做没有把握的事情，人生的体验越来越贫乏。

现实中，真正飞得高走得远的人，都经历过无数次失败再爬起来的过程。咨询师说，失败本身真实的含义，是对人们的准备不充分进行的恰当回馈而已，它是一种启示，是应该做适时调整的信号灯。失败是我由完美走向完整的一个起点。

因为我害怕失败，所以我在思维和行为以及反应方面，会制造出无数个冠冕堂皇的理由，扭曲真相，达到自安自欺的目的。比如我觉得"失败是可耻的"，这个观念的前提是我有能量、有认知、有能力防范失败的出现，但我没有这个能力又想自己不失败，必然会失败，必然要找替罪羊，这就成了一条无形的枷锁，本该找失败的深层原因保证未来少失败，却变成了一种寻找替罪羊的内斗。这个枷锁让我看不到事情的本质，失去了判断力而增加了武断力。

如何逃避面对失败的焦虑呢？当我不能找到生活的替罪羊，我可以压缩自己的欲望和需求，装作自己本来就不需要，"我不想要""我讨厌"……压抑的同时，又让自己感到超越的伟大，因为自己做了一般人做不到的事情，超越了物质的需要而进入到精神的自由境界。久而久之，这种逃避而自恋的感觉就会成为一种偏执而遁入幻觉。

不做事，找理由，这种逃避失败的现象很容易识别，但生活中，患者有很多巧妙的逃避失败之举，一般人是很难看透的，比如自我设限、预设恐怖、自实现预言、赋予失败无意义感、极限挑战失败、失败诱饵等。由此不得不感慨患者的奇思妙想，也可以看到他们把能量都投注到什么地方了。

**自我设限。**自我设限就是假定自己的能力有某种界限。看似患者有自知之明，其实是巧妙的逃避，因能力不够就不做挑战的事情，不做，就不知道自己是真的无能还只是口头的谦虚。尽管事实是真的无能，但却给外人一种假象：

患者只要去做，可能会成功的。这样自我设限的结果是减弱对失败的承受力而不是增强对失败的抵抗力，从而让自己永远幼稚、无能、自欺下去。

**预设恐怖**。预设恐怖比自我设限更进了一步。在不能抵抗形势逼迫的情况下，就事先制造恐怖，当然是夸大了的恐怖，目的仍然是为自己不做挑战之事留下铺垫。这是患者非常得意的做法，但也是不由自主的恐怖本能反应使然，是一种心安理得的扭曲方法。

**自实现预言**。患者经常用自实现的预言来验证自己逃避事情的明智性。比如面对一件挑战性的事情，自己逃避不做，但当有人去做的时候，为了证明自己不做是对的，会不遗余力地破坏他的成功。这种破坏力是巨大的、无底线的、不择手段的，只是为了自己的防御而牺牲了他人的努力。当他人失败之日，就是患者得意之时："你看，我说这事成不了吧！"自实现预言真的实现了。

**赋予失败无意义感**。患者经常说："我从不做无意义之事。"形象地说，不做该做之事，封闭了失败的路，同时也封闭了通向现实世界的大门，让自己执迷不悟地停留在虚幻的世界中，直到最后众叛亲离，自我厌恶到不得不进行了断。

**极限挑战失败**。患者还有一种极为得意的聪明之作，那就是一举两得地双重证明自己：挑战极限，做别人不敢做的、注定要失败的事情，让自己坦然接受"伟大的失败"而不是"普通微小的失败"，从虽败犹荣中获得"营养"，强化"我的形象多么伟大，我做着惊天动地的事情"。

**失败诱饵**。以失败为诱饵，表现出极度的痛苦和不甘，来博得别人的同情。同时又可以以此为利器，控制亲人为自己的失败买单，这是一种很特殊的利用失败的手段。

患者排斥失败，就不敢投身生活，不敢做无把握之事，把自我束缚在不失败的底座上，痛并快乐着。患者是一群善耍小聪明之人，很少表现出明显排斥失败之举，而常用一些暗含深意的伎俩，比如通过做根本不可能之事、凡事往极糟糕的结局思量等来达到排斥失败之目的。

### 第三，包容"罪恶"

此处所讲的罪恶是内在的隐性罪恶，而不是指杀人放火之类的显性罪恶。隐性罪恶无处不在，接纳它的存在，就不会为此浪费掉太多的时间。

隐性罪恶主要隐藏在三种事中。一是难防之事，比如钩心斗角、虚伪、狡诈等；二是恐惧之事，比如色情、婚外恋等；三是冲突之事，比如化解不了的贪婪、嫉妒等。患者把这些统统归为"罪恶"之事，贴上一个标签，取名叫作"魔鬼撒旦"，然后抵抗它就行了。这样可以安抚自己脆弱无能的心，约束大多数人不去涉猎"罪恶"，有利于患者继续躺在虚幻的单纯里求生。

包容"罪恶"的实际意义是让阳光照进来，阳光可以消融"黑暗"。首先让"罪恶"进入意识，让个体认识到它的存在；其次，把"罪恶"纳入正常的轨道。神话传说中，人本身是两个头、四条腿和四条胳膊的球形，因为众神担心无法掌控，就把人一切两半，一半男人，一半女人，完整就是一方找到另一方，重新整合在一起。同样，个体的成长就是把分裂的自我重新聚合成一个完整的自我，所谓的"罪恶"是强有力的生存能力，只要个体能够有效地掌控，在合适的时候拿出来保护自己，就会变得极强大。

人们经常评论某人是好人还是坏人，其实，这世上没有绝对的好人也没有绝对的坏蛋，所谓的好坏是没有绝对界限的。

一个人变"坏"了，对谁有利，对谁无利，评估这两个因素，就能看出人际关系的利益所在。比如在职场中，下属学坏了对管理者不利，管理者学坏了对下属也不利，所以大家约定俗成在社会中人应当按照角色行事，大家都不学坏，这是个大政方针，但是总有人不按常理出牌，这个时候，你不"坏"，就会助长劣币驱赶良币的现象发生。所以说学会了"坏"，对先使坏者不利，对无心者不利，对不尊重他人者不利。这些反证了，"学坏"是必需的，人"学坏"并非要处处使坏，而是作为一种储备和自我保护的工具。

从本质上来说，"学坏"对自己最有利，可以让自己成为一个完整的有自我保护能力的人，活得真实自然。但由于社会大环境、家庭教育等的刻意片面打压，自己又没有深入思索能力和尝试举动，许多人就没能掌握"坏"的本领。

有些民间俗语，透露着人生智慧，也鼓励大家"学坏"。比如男人不坏，女人不爱；女人不坏，男人不疯。男人坏，可以无所顾忌地接触大量女性，变得更懂女人纤细而敏感多变的心，而女人渴求的就是男人懂得自己，让自己全身心地投入到对方的怀抱。同理，女人不坏，无以自保，更不能有智慧的魅力，在男人的世界中求取一块静地，难以撩起男人征服的雄心，所以当女人学坏的时候，不仅需要有勇气更需要有智慧。在此界定，此种"坏"不是那种没有良心没有界限没有规则的坏，不是显性罪恶，此处说的"坏"，是指活出真实、自然、欲望呈现、灵活，是保护自己的"坏"。

个体"学坏"，要突破三种束缚。一是道德束缚。道德让人们遵从一定的规则，利于社会的稳定，但前提是人们都如约遵守这种道德，一旦有人制造差异，吃亏的就是遵守的人，而不是那些不遵守的人。在不平等的社会中，"道德"成了一种对大众的控制和束缚了，反过来说，这也是大众情愿受束缚的自动表现。二是退缩借口。人们遵奉社会的条约，可以让自己心平气和地生活在"应该"之中虚耗生命。因为自己的内在能力弱，不能和现实中的无形压力抗衡，于是只有麻痹自己求得借口才能心安。三是没有实力。不会"学坏"的最终答案是人们没有自我的实力，人格没有超越角色层而前行到自主人格层。形成实力需要人的自身成长，而成长如同蜕变，是痛苦的，惧怕痛苦让人丧失了自己。

做独立完整的个体，必须"学坏"，用"坏"的利器保护自己。但如何使用"坏"，这是需要智慧的。就像很多国家掌握了核武器，在世界上拥有了话语权，能保护本国人民的利益，但核武器的按钮要掌握在民主的政府里，否则就真的成为毁灭人类的罪恶了。

### 第四，穿越现实的黑暗

黑暗是现实的根基。我们都渴望生活在美好的童话世界中，但成熟的人知道那只是一个渴望而已，即便是童话，也有巫婆和恶魔。巫婆和恶魔不见得一定会被仙女和勇士战胜，这才是现实世界。

没有黑暗的现实是苍白和骗人的。勇者敢于在黑暗中起舞！

我不再恐惧，世界再不是原来那样的陌生和无味，我选择融入世界的美丽中！

咨询师告诉我，有三次迷失，让我们一生都无从感悟"黑暗是我们自身的一部分"。第一次迷失是先天的无知。黑暗如同洪水，人们因为惧怕而没有挖掘河道，从而让我们的生命贫瘠。我们不知道这个道理，没人告诉我们，社会文化也不会倡导，所以，我们始终蒙在鼓里，也没有探索的精神和能力让自己从第一次迷茫的混沌中走出来。

第二次迷失是问题出现后的忽略。当问题出现并冲击我们的时候，我们会找出无数个理由来回避自身的孱弱，从而导致第二次的迷失。我们强化已有的观念和防御，让自己变得更加迟钝和固执，最终成为一个社会无价值的小分子。

第三次迷失是强烈抵触那些想唤醒我们的人和事。尽管有些时候我们很幸运，会遇到贵人，但是我们为了自身的和谐而强力排斥，根本没有能力抓住机遇，从而失去了第三次机会。我们顽固地试图与黑暗隔绝，却没意识到一生都生活在黑暗之中，没有开化。

黑夜和白昼，亘古不变地更替着。在远古时代，因为人类太弱小，危险往往来自黑夜中的动物，所以我们恐惧黑暗、排斥黑暗；现在，有了灯光有了房屋，但我们的内心深处仍然对黑暗充满了非理性的恐惧。正如荣格所讲，对黑暗的恐惧融进了我们的集体无意识。但是，人们并不完全是因为无法认知和看守自然中的黑暗力量而恐惧，恐惧还来源于拒绝看清真相，拒绝看清人们无法触摸的东西，拒绝看清冷酷可怕的东西、野蛮的东西到底是什么。人类其实是很弱的，内心冲突症患者本身更弱，所以不敢正视恶的诱惑、黑暗的诱惑，以及死亡恐惧的诱惑……当有能力穿越诱惑，诱惑就不再是诱惑了。人类没有力量和恶相处，惧怕自身的恶，逃避否认恶的存在，于是整日生活在"应该"观念中，生活在承受不住恶的恐慌中，生活在躲避恶的焦虑中。

没有黑暗的人生充斥着永远无法落地的空虚和不安，没有黑暗的人生是苍白无力的。这类人即便取得了一些成绩，坚信生活中不需要超越黑暗也一样可以活出自我，然而，必然会在生活中碰壁。在信息时代，自欺、欺人的理由很多，当一个人不醒悟，他永远都会找到让别人无法反驳而让自己坚信的理由。自欺让生命变色变质，最后以黑色的腐尸接近死亡。

生命来之不易。这世上，许多人根本没有活过，生命之火就熄灭了，并释放出毒气，污染环境，让更多的生命之火熄灭。就是在这样可怕的环境下，仍有人真正地活出了自己，尽管极少，但这极少数的人正是未来世界的真正主人。

没有真正活过的人，生命是苍白无血的，没有负面经历的人不可能会有正面的觉知，没有觉知的人很难有深厚的内涵，没有内涵的人本能地会用外在的事物来装点自己、麻醉自己，让自己觉得周围就是一个没有光的世界，无论多大的年龄都情愿生活在童话的王国，而不是成人的真实世界中。一个没有内涵而生活在童话世界的人，是矫揉造作、无聊至极的，有着难以填补的空虚；人因空虚而寻求刺激，刺激之后又是空无的寂寥，在其旋转变幻的过程中，人失去了平衡，失去了掌控，如同一个机体流尽了血液，生命也失去了意义。贫血的人是没有力气在世界上雀跃欢腾的，个体只能在想象的空间中流连忘返，要么进入意识涣散的精神病世界，要么玩着无情的心理游戏，害人害己。

凝视黑暗，不再恐惧，才能找回自我，释放能量。接纳黑暗中的生命力，才不会错失让自己走向光明途径的时机。

被我们的意识排除在外的黑暗和负面，一任其在无意识区域泛滥冲击，会给我们的生活带来无数的问题和困扰。终于，我们开始醒悟，这黑暗的负面如奔腾的江水，如果利用得当，将会给我们带来无穷的力量，一旦我们勇敢地进入到黑暗中，将更深刻地熟悉和掌握一些困扰我们的无形力量，最后我们也会智慧地走出黑暗。

### 第五，接纳死亡

人的生命有限，人都是要死的，这是自然的必然。死亡正是生命的一个特征，没有不死的生命。有限是一种存在，存在自有它的合理性和必然性。人们为了心安，就让自己不去碰触死亡的感觉，纵然不期而遇，也要尽快忘掉，很少有人真正地去体会面对死亡时刻骨铭心的感受。

马斯洛说："如果我们知道自己永远不死，我们就不可能热烈地去爱。"但是当我们去做自己的时候，就会从多个角度体味到死亡的存在。

生命的乐谱永远是自己的作品，别人替代不了，因为生命的意义不是一个人站在什么样的位置，而是他走到了生命的哪一个阶段。面对死亡如同面对生命一样，都是需要学习的，死亡并不是那么让人恐惧。死亡是不可避免的，但是，人可以带着尊严告别人世，有时也可以带着一点幽默面对死亡。一般来说，个人的死亡方式反映他们的生活方式。不轻易言死之人和整天都在说死的人，都是不懂得死亡的人。有死亡之心，才有生存之志，面对有限去设定自己的无限，这是死亡之心永远的主题。正如马斯洛在心脏病突发后的休养期间，写过一封信："面对死亡又暂时从死亡中解脱，使世间一切事物显得如此珍贵，如此神圣，如此美丽。我现在比任何时候都更强烈地热爱这一切，更渴望拥抱这一切，更情不可遏地要投身于这一切。我眼前的江河从未显得如此美丽……死亡，及其突然降临的可能性，使我们更有可能去爱，去热烈地爱。我感到惊奇的是：我们居然能够如此热烈地去爱，居然可以达到如此忘情的地步，居然可以知道自己永远不会死亡。"

活着会面对许多比死可怕的事物，只有一颗勇敢而高贵的心才能真正地体会到活着时的可怕，当你真正地活过之后，死亡不是一种解脱而是一种超脱。不免一死的意识，不仅丰富了爱，而且建构了爱。人从出生开始，就进入到死亡的倒计时，生死对接只是一瞬间，而真正的意义在生的过程中，每一刻都是对生命的赞歌和展现，无论是成功还是失败，甜蜜还是苦涩，高峰还是低谷，健康还是病痛……经由这万千的变幻，我们才渐渐地接近生命，懂得了自己。

**人必须穿越现实，方能不为现实所困！**

# 第十章

# 改写抑郁症的心理模式

通往地狱之路,是用期望铺成的。

——克里斯多福·孟

# 我看到了我自己

每个人都有自己独特的习惯模式，如果不刻意去观察，是不会轻易发现的。在咨询室，咨询师时常从各种信息中提取出我的模式呈现给我看，不管最初我是否接受，反复几次后，它就如同烙印刻入我的脑际中，之后我的所作所为确实验证了这种模式的存在。

从整体上说，我有三个根深蒂固的模式：

◆ 扮演上帝角色的自恋模式；

◆ 自我焦虑的回避模式；

◆ 放弃真我的挣扎模式。

它们就如同三根支柱，共同支撑起我的抑郁症总模式。如果想打破抑郁症的捆缚，自然要首先打破这些模式。当然，我还有许多其他模式，但其他模式是依托在这三个模式之上的。一旦这三个模式被摧毁了，其他模式自然也就随之改变了。

所有的模式都是我内心冲突的根源，过去我没有意识到它们的存在，没有意识到它们对我的深远影响，我一直认为一切都是命运的结果。

常听说人有两次生命，第一次是被母亲带到这个世上，个体是被动的；第二次是个体对生命有所觉察和掌控的时候，此时完全由个体自己做主，来改变自身的命运。我要把握住自己的第二次生命。

根据咨询师的反馈和我自己的觉察，我来仔细剖析自己的三个主要模式是如何形成的，它们是如何影响我的。

## 扮演上帝角色的自恋模式

"我是全能的上帝"这种意识始终扎根在我内心深处，从来没有质疑过。是上帝，却活在人间；渴望永生，却不得不面对人生有限的生存焦虑，这是根本无法调和的冲突。要么在现实中不断地被打脸，认识到自己只是普通人，不是上帝；要么只能活在自己虚幻的世界中，自命为上帝。我选择了后者，因为父母的过度保护，我没能受到现实的暴击，可以固守上帝情结，活在虚幻的世界里抑郁着。

上帝是至高无上的，上帝是全能的，上帝是完美的。因为上帝情结，我不能失败，不能露怯，不能有人性的流露。我活得痛苦又压抑，把全部的能量用于自我抬举之中，真正的作为人的那个"我"愈发萎缩渺小，不堪入目。

### 自我焦虑的回避模式

焦虑是生命体最基本的存在状态，能促进个体的生存和发展。然而过度焦虑，个体被焦虑淹没掉，会有一种濒临死亡的感觉，很痛苦，于是就无意识地发展出防御机制，把焦虑隔绝开。如果防御过度，人把能量都投注到防御中，没有能量去处理焦虑提示的问题，就会更加焦虑。因此焦虑时人有两种选择：第一，选择面对焦虑，承受焦虑，提升能力，化解矛盾。因为有能力的保障，人的焦虑感会降低。第二，回避焦虑，加强心理防御机制，能力没有提升，冲突越积越多，会更加焦虑。

我因为不能忍受焦虑，为了缓解当下的痛苦，就走上了一条让自己更痛苦的防御之路，陷入恶性循环中，焦虑、逃避、内弱、更焦虑、更敏感、更逃避、丧失自我……结果跌落得越来越深。

### 放弃真我的挣扎模式

因为自恋和回避焦虑，我不可能获得真实的生活，但是，我又非常想要过真实的生活，于是不得不挣扎在真实与虚幻间，一会儿放弃真我，一会儿去寻找真我。但是真我一旦开始放弃，就像掉下来的第一块积木，其他的积木也纷纷坠落，根本无法阻止积木大厦的坍塌。

放弃真我极容易，求取真我是一条荆棘之路，每一个步骤都需要坚持下来，否则前功尽弃。

第一个步骤是自我的觉察，觉察到自己放弃真我太多，现在在求取真我的路上；

第二个步骤是储备内力，有储备才有找到真我的资本；

第三个步骤是辨方向，坚持走下去，不被外界干扰；

第四个步骤是能够认出真自我。

我如同演员一样演着另一个角色，妈妈是我生命的靠山。我这样一个内心极其清高之人又不得不在妈妈面前低声讨好，这需要高超的演技，才能诱惑着妈妈愿意用尽一切力量支撑我的生活。索取是需要付出代价的，我满足妈妈最想要的虚荣，扮演着一个阳光、懂事、学业好的乖孩子。

柔弱的我，全然地把自己交付出去，让周围的亲人陶醉，而且是一副人畜无害的模样，谁会不极力帮助呢？何况我还有着撒手锏，刚柔并济，没有谁会拒绝我的请求。大家试想一下，一个没有主见之人又要显示出自己是有主见的样子，该如何表现呢？拐弯抹角、含糊暧昧、察言观色、时时变化……一方面表现出有主见的阳刚之气，另一方面让亲人感觉到体贴入微的温柔，这就是我的撒手锏。像妈妈那样有控制欲的人，感受到我发自内心的感激和因柔弱而无力背叛的忠诚，内心会获得极大的满足。

醉翁之意不在酒，是指人常别有所图，而我的欲望被压缩到无形，根本看不到，无欲则刚，我似乎超越了凡尘俗世的烟火气，拥有着空灵的飘逸之美，这种内在的状态，成为我独特气质的源泉。我只求有一个强大的人照顾我，而我的气质一定能吸引来这样的人与我同行，只可惜，我没有能量维持长久的相伴，一旦有了关系，我就会情不自禁地要消融掉对方的自我来成全自己的自我，而这世上，没有人愿意放弃自己的自我去成全他人的自我，所以很快，我就会丧失掉这份关系，不得不再去寻找下一个强者。不管遇到谁，我都会渴求把对方化作自己的一部分，这种心理，就像爱极了一个人只想把她吃掉。妈妈极度宠爱孩子令其无法离开自己，也是一样的依赖到要吞噬对方。我的所求是无人能给的，我不单单需要一个强者照顾自己，我更需要扼杀一个自我填补到无我的世界中。一旦对方看透，定会纷纷逃离。

我一直沉浸在自己的表演中，只感受着自己的感受，不了解也不想了解其他人，我只想活在自造的天堂里，现实之旅只会让我痛苦。

咨询师送给我"五个无"，很形象，原来我是这样无情无义无能的孤魂野鬼，还把自己当上帝，真是可悲又可笑呀！

我是无根之人。植物都要扎根在大地，人也需要和现实联结才能有能量和能力的储备，而我一直飘浮在现实之外，靠着控制他人来生存，汲取着他人的血液来续命。

我是无能之人。我空有成为自己的伟大抱负，却不具备成为自己的能力，我不愿俯身深耕，却想收获饱满的稻穗，这本身就是无法化解的冲突。

我是无力之人。看似我很善良，不会做坏事，其实不是我不想做，而是没有做坏事的胆量和担当，从根本上来说，我很无力。人微言轻，只能依赖，因此我的控制手段是极其高明的，使用得出神入化。我会表现出不再依赖、远离的态势，从而让人内疚或不忍；如果被依附的人真正地狠起心来不再理睬的话，我会180度大转弯，好像没事人似的回头紧紧抱着这份关系，然后再借机无穷无尽地生事。控制是我生存下去的最重要手段。

我是无情之人。我表现得有情有义，尤其是言语上，"谢谢""你太好了""我爱你"之类的话挂在嘴边，这都是控制他人的手段而已。一个自己没有的东西如何给到别人呢？我根本没有爱的能力，我的眼中只有利用价值，我的行为只为掌控对方，是决然的无情。我因为无情而超然，一个无情的人可以远远地超越情感中的波涛冲击而显得格外理性。一切行为都仿佛为了你好，后面竟然是一种细密织网的控制，其中没有一丝丝的尊重，而只有捕获。

我是无心之人。我的心已被冲突扼杀而腐朽，只剩一个躯壳而已。我无心，他人的喜怒哀乐、生死存亡，对于我都没有丝毫影响。

别人只是猎物，我的诱饵有三种。第一种就是"扮可怜"，这种表演会勾起人的怜爱和保护欲；第二种就是"扮演神人"，因为仙风道骨、超凡脱俗，会引发人们无限的好感；第三种可以说是一种绝技，那就是给人种下无限的希望，饼画得又大又圆，让人心甘情愿地无止境投入。

"五个无"的核心就是根本没有自我。没有自我与放下自我，两者看起来都有着超凡脱俗的表现形式，但本质是截然不同的。放下自我，是已经形成了强大自我，在历练中把自我放下。没有自我，是自我就没有诞生过，内在是中空的，不会受到自我的各种观念和道德的束缚，可以做他人不敢做的任何事情，显得更为洒脱。

# 内心冲突症的三类模式

用模式的思路和工具，我一下子看清了自己，当然这种自我了解令人难堪，不愿接受，但我知道越痛越有动力改变。我对模式产生了浓厚的兴趣。

咨询师把模式定义为无意识间形成的一种行为、思维和反应的习惯，并且固化下来而决定命运的走向。它是组成性格的基本结构，不同的模式组合，会在无意识间形成人们不同的性格特点。模式一旦形成，虽然很稳定，但是可以改变的，而改变的前提是要有足够的能量和新模式的替代。

为了便于理解，咨询师将模式分成三大类：思维模式、反应模式和行为模式。

谈到内心冲突症的模式，必须先了解一下模块的概念。

这就像集成电路一样，一些模式会按照同类别、前后连续、功能互补等因素而聚集在一起，形成模块。

比如：想当然模式、无验证变幻模式、标签判断模式等功能类似，因相近而聚合在一起，形成主观模块。个体在面对客观现实时，想当然，不会探索，不去验证，习惯贴标签，显得很聪明，无所不知，其实离现实差千里之外，完全生活在自己编织的虚像世界里而不自知。

逃避模式、借口模式、自欺模式、强化武断模式是前后连续的，因相关性而聚合成逃避模块。个体为了逃避焦虑，又想心安理得，就会找大量的借口来自欺欺人，当有现实反馈的时候，多表现出强势的攻击姿态从而使自己不紊乱，总之，都是为逃避服务的。

识别模式的意义非常重要。俗语说"打蛇要打七寸"，对内心冲突症的认知，其关键就是对模式的认知，否则你就永远读不透那个世界的千变万化和魔幻景象，也就无从和它对话相识，更不可能帮到内心冲突症患者。

内心冲突症的模式，本质是患者内在的"内心冲突"和外在的"压力世界"的桥梁。也就是说，它是患者在内在冲突和外在压力的夹缝间寻求生机的一种习惯方式，其中掺杂了过多的无效和防御的成分，所以模式成了一种无法长久应对现实和提升自己的危险桥梁。

模式是自然形成的，也是必须如此的。因为长期缺失内在能量，又要寻求虚假的外在光环，还要应对不断生成的冲突，只有找来最低耗的模式应急，勉强支撑一段时间。这就像一个饿了很长时间的人，得到一份肥肥的烤肉，明知道烤肉对身体健康不利，但在当下可以果腹，就不会考虑那么多，拿来就吃。然而要改变模式是需要耗费能量的。就算患者知道模式的弊端，若没有内在能量储备，也无力改变。

展现模式本质后就可以抓住事物的核心，以不变应万变，最终能够透析事物，起到纲举目张之效。内心冲突症的模式很多，思维模式于无声之处支配着个体，是一种决定性的隐性指令；反应模式是性格式的自然反应；行为模式成了应对短期焦虑的自然套路。

我在咨询师的引导下，剖析了自己的抑郁症模式。

我从模式的本质、模式的形成、模式的目的三方面来分析，就能更深层地理解了。这是咨询师送给我的最重要的礼物，他让我具有了看透自己的能力，也让我有了能够掌控自己命运的感觉。具体模式有很多，我在此只是总结了一些主要的模式类型。

### 抑郁症患者的思维模式

主要由五个基本模式组成。

**应该（不应该）模式。**世界就应该是这个样子，所以对于我的思维来说，世界是静止的，是按照我脑袋中既定的路线运行的，这样，我不需要把握世界的本质，感受事物的脉动，更不需要容忍不确定的震荡了，可以心安理得地逃进虚幻的世界里，眼不见心不烦，看不到冲突，冲突就不存在，还可以用"应该"来控制他人。我这个模式主要来自妈妈的影响，她是用"应该"来要求我、要求世界的。

**想当然模式。**我认为世界是这样的，世界就是这样的，我根本不会去验证世界究竟是怎样的。比如，我认为同学们都嫉妒我，于是我把别人的正常反馈也理解成嫉妒，不会接纳，不会改善，不会调整。我习惯用学来的观念做文字游戏，给一切事物贴上标签，然后用逻辑的胶水把那些标签粘起来，经加工就形成了想当然的观念。我看世界是随意的、主观的。这个模式主要是因为我生活体验少，读书多，为了掩饰自己的无知无能、彰显优秀而形成的。

**理想完美模式**。理想完美是静态而高不可攀的，是神的目标，是不可能的虚幻。我追求完美，这首先就体现了自己的与众不同；其次，可以永远在准备中，达到拖延不做的目的。因为追求完美容易（追求的是不可能的事，看似是难事，其实是简易之事），追求卓越难（比当前更好一点的增长，需要时时的投入，看似容易，其实很难）。

**负面缠绕模式**。一是负面想法，包括悲伤的思绪、不可能达成的预言等，是一种无意识的直觉创新，可以轻易达到只想不做的目的。比如自我预设"我行"，事实上我不行，就映照出自己无能；而直接预设我不行，可以不做，还给大家一个希望，如果我做了，也许能行呢！二是负面情绪，"一人向隅，举座不欢"，可以勾引大家帮助自己，也可以显示自己的不同，气质深沉和超然。

**明星焦点模式**。其本质就是占据关注的中心和焦点。认为别人好的、不好的想法，都是专门针对着自己的，"我是万物之王，所有的人都关注我"。这个模式源于太关注自己，自以为是，对待自己就像奉神一般，把全部的精力都用于外在的装饰了。

在我和舒雅的关系中，我最初用柔情和细腻的情感迷住她，但不能给予她想要的东西，还渴望她无私地理解我；我伤害了她之后，内心感到极度悲伤，表面来看，我非常珍惜这份感情，从思维模式来看，我把自己奉为神，对舒雅用"应该""想当然"来渴求，要求我们的关系必须纯净完美，而我常常用负面情绪控制舒雅，我们的感情怎么可能维持长久呢？维持不下去，我就怨恨舒雅，就像婴儿对妈妈一样，既依赖又渴望远离。

### 抑郁症患者的反应模式

主要有两种。

促外力决定模式。做出决定是要承担责任的，为了逃避这个责任，我会拖着不做决定，并发出暧昧的信息。

比如在职场上，有一个重要的检查需要我做汇报，但临近检查时，我表现出很紧张，科长就有点担心，到时我掉链子怎么办？于是决定让刘老师来汇报，我巧妙地逃脱了，并表现出很难过的样子，科长还需要安慰我。我和舒雅的关系也是如此，我内心早就想分手了，但不想背负骂名，我表现出压力很大很憔悴的样子，逼迫舒雅先远去，这样，我不用感到内疚，还可以在内心怨恨她。

延迟反应模式。反应总是慢半拍，不能立即反应的原因是关注外界少、内在想得多、故作深沉等，外在表现出来的就是冷静、严肃，让别人无法理解、看透自己。而且假若对方无法忍受沉默的焦虑，还会急于表达。不是我不想立即反应，是没有能力立即反应，却意外收获到成熟稳重等假象。在这一点上，咨询师帮助我界定了有能力和无能力的区别。有能力立即反应，而根据情况选择稍后反应，与我只能延迟反应，两种情况有着本质的区别，因为前者是可以当下反应，也可以延迟反应。

总之，抑郁症患者的反应模式是独特的，有很多的内在小九九在干扰，反应弧变长变复杂，最后的结果是他人或者外力推动事情发展，自己可以避免承担责任。

## 抑郁症患者的行为模式

主要有八种。

思维和反应模式是潜隐在心灵深处的，需要自我觉察和他人反馈。行为模式在人们的视野里和意识中，是一个人的行为习惯，也是一个人向外展现自己的身体语言，更容易被觉察到，类型也更多。

逃避模式。这是内心冲突症患者最核心的模式。内心冲突之所以长期没有得到有效化解，根源就是逃避，不面对。人生有两条路，一条是面对，提升能力，拥有真我，这是一条布满荆棘的通向天堂之路；一条是逃避，避免走向真实自我、获得真实体验、拥有真实人生的路途，此路暂时平坦易行，后面却布满了一生的荆棘，通向地狱。人性是趋乐避苦的，自然会选择逃避之路，除非早年家长有意识地培养或者外界的压力逼迫，否则就不可能选择成长之路。长大后，为了避免暴露无能的自我，就找借口不做或不屑、不愿做，避开面对之痛苦和焦虑，在逃避之路上越滑越远。

**以想代做模式**。想想就等于做了。患者经常做用意念统治世界的白日梦。形成的原因是高理想、低能力，高自尊、低承受。只知道侃侃而谈，计划周详，实质空空，根本无法接受现实的检验。

**自我封闭模式**。避开世界的风风雨雨，退而求暂安，麻木自己，沉浸在自我虚拟世界中，压抑自己的欲求。患者秉持"人世间太多尔虞我诈，我要清者自清"的理念，殊不知许多清高之人实为不清不高的失败者。

**借口模式**。借口很多，都是外归因，归为别人的错、环境的错，其本质就是为了让自己心安，看不到自己的短板。

**循规蹈矩模式**。按照规矩机械地做事，内心有种极度的"控制感"，因为觉得循规蹈矩是好人，所以心安神定；而且规矩的结果确定，如此输入，就如此输出，不用承受不确定性。

**依赖模式**。就如同寄生虫寻找宿主，它自身的弱使它本能地寻找强大而富有营养的宿主。依赖常以爱的方式出现，手法是混合的操控。但依赖的我从来不认为自己是个依赖者，我觉得自己是爱的使者，生活梦想的追求者，下凡的仙子，负有独特使命的孤独者，不为人理解的先知，等等。我让对方帮我做事，是我高看他的体现。

**矛盾的犹豫模式**。因为无力判断，无力割舍，被自坠力牵拉得不知该如何做。无论什么事，什么决定，哪怕小到无须考虑的事情都会想："我去还是不去？""为什么要去，不去又怎样？"总是寻找替罪羊，思前想后，寻找借口，从而推卸责任重压。

**压抑转换模式**。其本质是变形，把内心压抑通过这个模式发泄出来。因无能、讨好、怕失败等各种原因生起的渴望，害怕得不到就压抑，压抑久了只有变形，然后是借机发泄，目的就是把内在的压力进行外化，从而形成不正视内在压力和压抑的存在，不正视自己无能和害怕的现实。对他人讨好，可能就去虐猫；对领导百般服从，很可能回家就控制孩子。

抑郁症患者的行为模式很多，都是为了达到一个目的：**不做该做之事，依靠控制他人达成自己的目标。**

# 精妙的招数让我看不到真正的世界

迫于已形成的模式的支配，面对现实的压力，我必须寻找逃避的借口，以缓解内在空虚的焦虑，抚慰内心自欺的不安。我不得不把精力用于制造招数，从而赢得更多的逃避时间。我的招数也很多，一般人根本不是我的对手，但聪明反被聪明误，我被囚禁在各种精妙的招数监牢中。

我的招数库里有不少的工具呢，都是有意识创造出来的，这是招数和模式的本质区别，模式是一种无意识的习惯。咨询师起个头，我就心领神会了，盘底库存，根据功能，我把它们分为主动进攻类、被动防御类、控制人心类。下面一一给大家展示。

### 主动进攻类招数

**强势的攻击**。在生活、工作、人际交往中，尤其是在环境安全时，用指桑骂槐、打听隐私、胡萝卜加大棒等手段，让周围的人感觉到自己的攻击性，本意并不是要去伤害谁，只是因为自己内在冲突张力太大，需要宣泄，并发出"我不好惹"的信息。

**转移目标。**无力承受大压力，就特意选出替代物来缓解压力。比如我的短板是职场博弈，本应投入精力用于职场人际，但我这个时候决定考研究生，把时间花在书本上，这就是用非必要的目标来替代必要目标。对外告诉大家，我不屑与你们斗争；对内安抚自己的心，我在努力考试，没有荒废时间。

**利用弱点。**我有双锐利而细腻的眼睛，虽然读不懂他人变化的真正含义，但我能揪住引起他变化的那个节点，于是在合适的时候就拿来为己所用。比如我感受到妈妈爱慕虚荣，我就会在科长面前唉声叹气，科长和妈妈有私交，会把信息传递给妈妈，妈妈就会更加主动地关心我、帮助我，怕朋友说自己的儿子不争气。

### 被动防御类招数

**外归因。**错都是别人的，我尽力了。把"自己"这个重要的元素拉到事情之外，自己非常正确，一旦出现问题，肯定是外面的环节的问题。我参加单位竞赛，成绩不好，我会找到一大堆的理由：题目出得偏、监考老师不公平、这个竞赛有幕后操作等，就是不会反思自己有什么问题。

**以说代做，以感受代做。**以说代做，只说不做，语言上的巨人，行动上的矮子，比如在咨询时，大谈感受占用很多咨询时间，导致咨询进程缓慢；以感受代做，让自己沉浸在痛苦的感受当中，别人看到自己痛苦，也不好再指责或要求什么了。即便做事也是极其敷衍，把事情搞砸，不是我不做，是做不成，这样以后就可以不做了。

**自我压抑，压抑需求。**人说无欲则刚，我的无欲是不得已的长期压抑导致的无欲，因为有欲而无能力得到，迫使人不得不无欲。貌似无欲的表现还伴有无意义的空虚感、曲高和寡的孤独感、欲罢不能的无力感等。

这些招数在"抑郁症患者的行为模式"中也有类似的表达，表现形式看起来一样，但存在区别：模式是无意识的惯性做法，是不管外界如何变化都会如此做的强迫，是更加根深蒂固的存在；招数是有意识的伎俩，是选择做出的最有利于自己的反应，识别和改变起来更容易。

### 控制人心类招数

**硬控制招数**，包括指责、威胁、逼迫等。"你应该……""你怎么能……""如果你……我就……""你要不……我就……"是我常用的口头语。指责他人是打击别人彰显自己最实用经济的办法，也是漠视他人而加以控制的经典招数；威胁是直指对方的软肋；逼迫是以自我作为工具的强迫控制。

**软控制招数**，直击人心。用无助示弱、展示痛苦等方法，唤起他人的怜悯恻隐之心或助人之心，从而让他人不忍做一些理性的事情，放宽标准，放过患者。

**讨好招数**。讨好的目的就是为了去利用人，指向高于自身的个体或者权势者，让他们在满足自我高高在上的需求之余给自己一点好处。再说白一点，这是比较艺术的乞讨，但也会遇到烧错香磕错头的不幸，这算是讨好中的不幸了。

**自残自毁招数**，有破罐破摔式、自贱式、自残式等。谁关爱自己就指向谁。

## 苦海无边，回头是岸

从平凡到非凡的转变不会转瞬发生，当我们欣然面对自己的本质，我们的潜能就是无限的，未来充满了希望。但我们是否能真的改变自己？这样的质疑也时常跑到脑海中干扰着前进的步伐。

咨询师告诉我，能否改变的关键在于我自己的选择，我只要坚持反着旧的模式而行，就一定能创造出来新的模式，积累到一定的程度，我就由平凡转变为非凡了。所以说，改写模式的第一步就是反向而为之。

我从来没有真正地关注别人，我只关注我自己，但是，当我看到了重生的曙光时，我第一次发自内心想关注我的咨询师，他是如何引导我的，这是我最好奇的。

他告诉了我其中的原理，我不由得惊叹，他和我说的每一句话，他的每一个动作、每一个表情……都是在通透了解我的情况下的精妙设置。人的精神世界太复杂了，如果没有深厚的体系做基础，咨询师根本不可能走进我心，几个回合下来，就会败给我的抑郁症了。他说，没有深厚的博爱之心和精妙的心理手段，咨询师是无法将患者从泥潭中引领出来的。

谈起心理咨询界，他很坦然地告诉我，心理学的疗法有三千多种，是否有效，关键要看来访者这个人是怎样的人，依据他的情况，给到他整体的治疗措施，但是很少有这样知己知彼的合格咨询师。目前，中国的心理咨询处于起步阶段，咨询师行业较混乱，有一些咨询师自己本身就属于内心冲突症患者，而咨询的疗效主要来自咨访关系，咨询师自身就是工具，如果这个工具有问题，怎么可能产生良好的效果呢？凡事都有两面性，咨询师觉察到自身的逃避、机械套用理论、说教、追求完美等死穴，恰恰可以通过内心冲突症体系来先期解决，成为一个好的向导，陪伴、引领患者成长。所以说咨询是助人自助的行业，对于咨询师来说，这是人生非常值得为之奋斗的职业。

有效的咨询靠咨询师的智慧，而智慧不是学来的，是在咨询过程中不断积累沉淀形成的。第一步是自我更新、自我成长，第二步是和内心冲突症患者进行内心最深处的互动，知晓纠结变化的原因和轨迹。

谈起这个话题，咨询师真诚地说："谈行业的弊端本是个大忌，因为我先谈弊端再谈自己就如同炫耀，但事实就是如此，咨询师良莠不齐，来访者需要有明智的选择，否则不仅仅是经济的损失，还带来生命成本的浪费。若咨询方向反了，那更是带来可怕的后果。"

咨询师给我描述了咨询改变阶段的四大步骤，他强调，在第四步骤，需要咨询师具备强大的理性和博弈能力。借此，我真的看到高水平的咨询师是需要修行的。

**第一步：框住滑腻无形的内心冲突症。** 内心冲突症如飘絮，如云烟，如梦幻，如果你不能从这些虚无缥缈的境界中找到内心冲突症的活动主线，想出办法把这条主线固定并且呈现出来的话，你就根本无法和内心冲突症患者咨询下去，他会无情地嘲笑你。这是颇具讽刺意味的结果，最需要心理咨询师呵护的患者，会不由自主地出于防御而伤害和捉弄咨询师，让其无法靠近；而最想帮助患者的咨询师，又因自己无力、无能、无效固定住内心冲突症，也会防御性地抛弃他们。于是患者们继续在泥潭里痛苦着，怨恨着；咨询师远远在岸上自我安慰着：没办法呀，他们真的不属于心理咨询的范畴。

框住内心冲突症，关键的核心在于画出内心冲突症的整体轨迹线。首先让患者看到自己不断重复着的模式，这些模式必然带来的结果，咨询师的预测不断地被事实验证，不由得患者不相信；这时给出改变的路径，越早转身越容易，不转身的结局是什么，让患者自己选择。尤其要注意，不进入具体细节的争执，只谈大的走向，否则就陷入和症象的纠缠中，让患者滑跑了。

**第二步：识别症象。** 阻碍患者前行的症象非常复杂多变，一不小心就会走错路，比如我刚回到工作岗位上，主要的矛盾是人际关系，而我把精力放在如何完美地完成一份报告，咨询师就指出这是症象。我善于演讲，单位有一个竞赛，我想报名参加，咨询师说扬长避短又是症象，在关键时刻，我们要扬长避短，而在日常，必须要补短、不避短。我不擅长组织活动，如果在竞赛这件事情上，我把时间投入到做工作人员，其收获远远大于我获得冠军。因为时间、精力有限，必须要界定自己的行为是面对还是逃避，是形成客观思维还是主观臆断，是内力强化还是弱化……

第三步：共同探讨深层原因。找到原因，精准发力。比如谎言下面是真相，掩饰之处是弱点，护卫底下是短板，逃避之后是无能。这就像黑白显影照片，越黑的地方，在现实里是越白的，借此就可以反其道而行之了。在成长阶段，越是逃避的事情越要面对，越是掩饰的地方越要暴露。我一直纠结在和舒雅分手的痛苦中，这份痛苦后面有我关于感情的空白真相，深入挖掘，让我更加了解自己。

第四步：**看透内心冲突症的本质。**内心冲突症就是内心集聚着长期无法化解的冲突，为了防御，患者不做事，以避免失败，还得能说会道，显得自己英明。不得不做的时候，也只是奠基仪式性地做一下，如果需要坚持做，就有无限的借口，让自己不做。

要做到和内心冲突症患者有效咨询，咨询师自我必须强大，否则咨询师的中毒是一种必然。助人者与拯救者是不同的，前者需要强大的能量，后者只需怀有一颗悲悯的心就够了，前者以帮助对方为目的，后者以拯救内在弱小的自我为目的。咨询师为此总结了内心强大的八条要求和博弈的六项原则。

## 内心强大的八条要求

心不慈手不软。心慈易受控制。内心冲突症患者最大的能力就是控制他人为己所用，他所有的资源都来源于受控者，他精通控制他人，谙熟人性、人心的弱点。古人说"慈不掌兵"，一旦有慈心，咨询的大思路就会乱，乱了思路就无法遵从行动的指南，最终因慈心而违背了原则。人非草木，孰能无情，但情经常乱性；能克制情的困扰，又能承受应对人心的不忍，才能维护边界，不让原理变形。规律线是一根有着金属色泽的线条，很硬也很美，从整体上来看它是最有曲线之美的，如同大理石雕刻的艺术品，材质硬却能展现最柔美的躯体。咨询师有爱，并且有大爱，这种爱是在内心冲突症患者成长之后才能给予的关爱，而不是成长之前在患者的控制下滥施的关爱。也就是说，患者得到爱的前提是真正的成长，否则不能以常人的礼遇待之。"他非一般的常人"是一个应牢牢记在心头的信条，否则结局就如同农夫和蛇的故事。他成长前是蛇，成长后才是人，蛇变成人的转变是艰难的。

**"宜将剩勇追穷寇"的坚韧。**根本不要去想着如何感动无心的内心冲突症患者。在实际的咨询工作中，咨询师极度刺激的语言，尽管常人根本接受不了，但对于内心冲突症患者来说，却是一剂有效的猛药。咨询师如果拘于常礼，咨询根本无法深入。患者所挥发的人性迷雾是穷尽人类想象的，这种迷雾大多源自人性的黑暗地带和边缘地带。黑暗之渊无人知，任其幻想；边缘之地无人去，任其描绘。他绝望之时流的眼泪本质是想重新获得控制权，咨询师稍一懈怠，就掉到了迷雾中，前功尽弃。对于内心冲突症患者，必须要"痛打落水狗""斩草除根"。

**能够参透对方的潜语言。**所谓的潜语言是患者内心深处自己也不知道的感受，却在无意识之中透露出来的含义，这是咨询师极难掌握的一门语言。历经生活多角度多层次的历练，才能参透这些语言。懂得潜语言就如同进入患者内心世界的通行证，这是一个外人看不懂的世界，只有参透了其中的奥妙你才能尽得其味。就比如有一次，谈起他人思维，我说："了解他人太难了。"咨询师就借此给我分析这句话的层次。第一层是表面含义：这件事情对于我来说很难。第二层是隐藏的含义，是我真实要表达的含义：我不想做这种费力的事情。第三层就是潜语言层，这是我自己都不清楚，而咨询师可以接收到的信息：你这个人真是讨厌，怎么会建议我去做这样的事情，我不想学也学不会，我想让你难堪。当时我仔细琢磨这句话的滋味，只能理解前两层含义，经咨询师一翻译，我才觉察到确实有攻击的意味。咨询师说我很擅长使用潜语言，我们俩之间的对话往往是在这个层面上进行的。

**坐怀不乱的理性**。咨询师的理性让其强大而能洞察患者的内心变幻，知道了变幻就能看破，看破就有了落脚处，那是患者的恐惧之处、内疚之处、内弱之处、敏感之处、心结之处……知道了这些点，咨询师就不会为其控制，也就很清晰地看透他防御的"伎俩"了，因为患者控制人的最大特点之一，就是让被控制者先乱了阵脚。就比如患者主动投怀送抱，借以考验咨询师是否看透了。咨询师有三种境界，一是坐怀心乱，手忙脚乱，成了被控制者，这就没有看透；二是坐怀心克制，而手足不敢动，这也是没有看透；三是坐怀心静，东摸西摸，真摸假摸，摸了白摸，无话不说，而内心无所焦虑，无所愧疚，坦然笑纳，这是真正看透了对方的伎俩才能做到的。

**直面创伤的惨淡**。创伤剧痛，痛定思痛，直面才能破局，逃避必成心结。当个体没有做好准备、没有力量面对创伤时，暂时避开，是自我保护，但一直逃避，舔舐他们的伤口，就是过度防御，勾引他人来帮助自己，这样永远不可能获得面对创伤的力量。创伤已然发生，在人生路上谁也避免不了，它的价值在于促个体经由创伤而痊愈、成长、成为自己。创伤不会因沉溺而消失，如何让伤口痊愈就是个体能力形成的过程，一旦有了痊愈之力，就不怕再次受伤。疗愈的力量来自现实世界中的挑战和前行。

**看透生命的全过程**。个体生命的觉醒来自意识到"我只是一个普通人，我的生命是有限的，我的能力是有限的"。个体会因此在有限的时光中做想做的事情，积累飞翔的能量，完成自己的使命。就像毛竹，头四年，都是在地下扎根，破土而出后，才突飞猛进地在地面上显形。人生也是如此，需要一个很漫长的积累过程，来访者往往不能承受焦虑，渴望立竿见影的效果，所以经常遇到一点困难就会放弃，而咨询师是一个唤醒生命的艺术大师，要陪伴来访者承受住焦虑，去等待生命的自然绽放。在这个过程中，一直坚持做目标下的事情，有了内在能力，就能心定，定了就能心静，静生智慧，闲庭散步，看花开花落，享受人生。

**坚信千年的铁树会开花。**内心冲突症不是绝症，无论走到哪一天，患者都有回头的机会，尽管不同阶段的成本不同，但希望总是有的，即便是到了精神错乱的境界，也还是有希望。咨询师的坚定就是大海中的灯塔，会让许多濒临绝望之人坚持下去。咨询师一定要拼尽全力，患者不放弃，咨询师就永远不放弃。尽管时常被来访者搞得伤痕累累，但这是咨询师成长的必然经历，也是一笔很大的财富，终有一天，会看到来访者蓦然回首，这是一种生命的全然开放，是一段卓绝的辉煌。

**生命全然投入。**很多人把精力投注到一些表层事物上，从而割裂了自己的完整联结，只为麻醉而醉，只为无聊而生。这个时候是叫醒他，还是顺其自然？咨询师不要勉强改变一个将死之人的意愿而非要把患者留在人间，生死由他，传递出患者要为自己的生命负责的态度，而咨询师把精力投注到深层事物上，凡事多问几个为什么。咨询师的人生深刻了，会成为患者的人生标杆，引导他活出自己。

工欲善其事，必先利其器。咨询师本身就是心理咨询的工具，而且是最重要的工具。咨询师的强大非常重要。我记录上述内容是想告诉读者什么样的咨询师是你应该跟随的。

某种程度上，咨询就如同一场生死博弈，对人了解肤浅的咨询师根本无法胜任，因为这是一场生命的呼唤。博弈，包括咨询师和来访者的症象进行博弈，来访者的自我和症象进行博弈。博弈的资本就是持经达变，咨询师始终都有一条清晰的原则线，紧紧把握它，活用它！

## 博弈的六项原则

**万变不离其宗。**咨询师拥有完整的思想体系，看透了变化规律的轨迹，就能做到任症象千变万化，以不变应万变，又可以以万变应不变。

**打蛇打七寸**。博弈的过程中一定要抓住关键点，围绕着内心冲突症患者的死穴大做文章。他想活得精彩，不想死，但走的路是一条通向毁灭的路，反复强调这一点，惊醒梦中人。

**把自我放到最低的开放**。咨询师做到把自我放低，自身的弱点之穴就被封闭了，患者的攻击、可怜、悲惨、引诱等控制手段全无用武之地。

**只要比对方强一点点**。技高一筹总能拿住他的缺失点，技高一筹的根本点，就是充分掌握整体地图。只要方向清晰，无论走快走慢都可到达目的地。

**自由源于不断地开拓空间**。创造出咨询的自由空间，上限是能力，下限是承受，来访者和咨询师，都在此空间生存，要自由就要开拓空间。上限是做别人不能做之事，下限是忍别人不能忍之事，这样的人才能享有自由。人都希望别人来帮自己，但外界给予的空间带不来自由，反而增加困惑，无论是财富的继承或者王位的继承都存在这个问题，力不胜任，反为其累，所以真正的开拓者是自己。

咨询师非常形象地给我画了一个人生空间图，下面那条线是接纳世界的能力，上面那条线是拓展世界的能力。一个人接纳能力强大，能放下自我；现实能力强大，能开疆拓土，那他的生存空间就非常宽敞。天高任鸟飞，海阔凭鱼跃，生存空间大，能容纳更自由的灵魂。

**精准的方法出于对规律的掌握**。找到问题的深层原因，也就等于看到了规律线，沿规律线进行设置，就会有所回应和适时调整。

水涨船高。来访者的症象再复杂，只要咨询师将内心冲突症的整体地图了然于胸，就能咬定青山不放松，坚定执着，在和来访者的反复博弈中，诞生出新的生命。

# 第十一章

## 绝处逢生的内在能力

"因为缺乏而表现出过度与代偿……渴望控制一切,他在自己所处的环境里是个弱者,想要证明自己的力量——所以,强者不可怕,弱者才是可怕的。"

——美剧《犯罪心理》

# 无能综合征患者的自娱

回首过往，看到过去的我是多么狂妄和无能。我的欲望远远超出我的能力范围，跟实现欲望所需要的能力相比，我是一个绝对的无能者。

"内心冲突症就是无能的代名词，当然，内心冲突症包括抑郁症。"当咨询师说出这句话的时候，我的自恋被暴击了。尽管我坚信自己在许多方面都非常优秀，追逐着无所不能的目标，但在内心深处，我对自己是极其不满意的，也一直在强撑着掩饰自己的无能。我的无能，核心表现是不能成为"我"，其他再多的能力都是花哨的装饰品而已。

心灵成熟必须要超越浸入骨髓的焦虑、孤独、痛苦等，我对此毫无抵抗能力，因此说我是无能的。

焦虑是我极力避免的，特别是在面对人生的存在焦虑时，我可以毫不犹豫地用现在和未来的资源进行置换，迅速逃避开，从而制造出了更长久、更纠缠不休的焦虑；先躲过初一，到了十五，有心无力的我，一头跌落到抑郁的旋涡中，让人们感到我是因为抑郁症而不能面对现实，从而掩饰掉自己"寅吃卯粮"的无能。

孤独是难以忍受的，但人生的本质就是孤独的。我没有学习这门必修课，而是想尽办法和他人在一起，试图消除孤独，但我又融入不了人群，讨好也自伤，高傲也自伤，虚耗了大量的精力和资源，最终还是不能忍受孤独。想来我和舒雅的关系也是如此呀！想到这里，对她有了更深的愧疚。

痛苦是有意义的，面对痛苦要坚强，但现实中我会用各种方法来压制痛苦，远离痛苦，排斥学习如何面对和承受痛苦，特别是精神上的痛苦。越排斥的东西越纠缠着不放，我一直在痛苦的包围圈里东躲西藏，苟延残喘。

人生没有练就承受焦虑、孤独和痛苦的能力，就会被衍生出来的无数冲突所淹没，从而迷失了自己。

尽管内心承认自己是无能的，但我仍忍不住要辩驳几句。

"别人都说我很优秀、能干，你说我无能，纯粹是偏见。"我内心希望咨询师能留些情面，不要那么冷酷。可咨询师并没有住嘴，他就像在做手术，径直用刀剥掉我的隐身衣。他说："抑郁症的本质就是相对的无力，绝对的无能，患者根本没有内在能力的储备，而内在能力的核心是化解冲突的能力。所有虚设的能力、投机取巧的花招无疑就是自欺。人无能之时，为了美化，才极度装饰，本是资源匮乏之地却大兴土木，在富丽堂皇中自欺欺人，能量当然很快就耗竭了。"我几近崩溃，他让我产生想杀死他让他闭嘴的冲动，然而，我知道只有这样摧枯拉朽的冲击，才能真正惊醒我，否则我会执迷不悟，机会尽失，只能等待自己既定的命运——毁灭。

咨询师冷静甚至可以说冷酷地看着我，他说："尽管你很清楚自己是无能的，但从别人的嘴里说出来，你必然很难接受；可是这是事实，咨询不是要哄你、帮助你自欺，而是要促进你觉察、改变。"他停顿了一会儿，接着说："无能是有标准的，你对照一下，就更加清楚了。"

无能的标准之一：**不会判断**。患者会利用一些直觉，通过感知他人潜意识的信息，而不是通过他人的行为进行判断。譬如有一匹叫汉斯的马，居然会计算加减法，引起人们极大的好奇，后来发现它只是通过人的肢体语言来感知人们希望它给出的答案而已。同样，患者只会罗列一堆现象，诱发旁人的"帮助欲"，让别人来替代自己判断，看着巧妙无比，久而久之，更加没有判断能力了。

无能的标准之二：**不会行动**。因为懒惰，因为要高人一等，因为不能露怯，所以费尽心机就是为了不做事，只说不做是患者坚持的原则；但只有做才是提升能力的唯一途径，而患者又是最需要能力支撑的人，真是处处见冲突。为了心安，不做事，患者需要找到合理的借口，常用的借口就是所谓的"道德"了。一个犬儒主义者谈道德不又是一个隐秘的冲突吗？没有实践中的判断基础，所以成了一个永不执行关键细节的人，只能做指挥者而不能当行动者，而这样的指挥者又是纸上谈兵的行家。

无能的标准之三：**不会灵活**。追求完美的情结是强迫，是逃避事实，是机械固执。独腿难跳跃，另一条腿是真实，是面对，是挑战，是成长。人们并不在乎道德，却总把道德挂在嘴边，在一个没有契约精神和诚信的社会中，约定俗成的道德是"应该机制"在运作，如同死水一样，让人在心安的麻木中死亡，而且扼杀任何有活力的人。

无能的标准之四：**不会自主**。有独立之心，无独立之力，更没有融入之能，面对大千世界，只有感性的自恋而没有理性的反思，最后只能内弱外强，外强阻人千里之外，内弱又敏感逞强，形成了孤立无援之身；或者完全依赖他人，讨好他人，任何事情都不能自己做主。

无能的标准之五：**不会影响**。影响是在了解对方的基础上用人格魅力引导，患者擅长的是控制。患者会在冷门的事情上投入，比如宗教、性学，以此吸引他人注意；或者扮成牺牲者或弱者，让别人替自己实现梦想。

无能的标准之六：**不会平等**。有实力的人才会平等待人，用心交换，相互扶持。而患者强烈的自我欲望，让其只有把别人放低，才能理所当然地索取，满足自己的需求。平等对于患者来说是个假命题，他们只会利用他人，并且不懂感恩。没有真正的平等，就不能和别人有深层的亲密关系，只有用性或极致的讨好或控制得到一种变形的、类似亲密的纠缠关系。

无能的标准之七：**不会用心**。有现实体验的人，才懂人心和己心。患者没有真实的人生体验，心中没有别人，没有世界，没有规律，只会胡乱猜测。因为无心可以做很多别人做不到的事情，可以不费吹灰之力送给别人最廉价的感人场面。

无能的标准之八：**不会宁静**。冲突的世界不可能有片刻的宁静，能够割舍才能够选择，能够选择才能够心定，能够心定才得宁静。患者因冲突不能、不会又受不了割舍，更不愿意选择，所以永远不会心静。

无能的标准之九：**不会享受**。因为内心的情结，因为偏执、不灵活，因为没有独立的自我……太多的非我，当然不能尽品生命之感情，也不能得精神之快乐。痛苦是患者的食粮，渴望自我实现是患者的表演，得到的再多，也不是内心真正渴求的，哪里会有享受之感？

无能的标准之十：**不会喜悦**。放低自我，处处皆乐，而放低的能力是人最核心的能力，放低也是人最难做到的事情。放低不是自卑或自轻自贱，而是在自尊基础上拥有生命而主动走下来的人。活在当下，每时每刻的生命都充满着奇妙，喜悦就在心中。患者高高在上，将自己抬举为神，根本没有放低自我的意愿和能力。

咨询师一口气列出这么多标准，一一对照，我确实是不会这不会那的。我主要依靠妈妈替我打点人生，家里的一应事务都是妻子在做，职场上我也只做擅长的事情，每天做的事情很有限，却感到心很累很累，对他人不满，对自己不满，始终生活在痛苦中，想奋斗一把没有能量，想彻底躺平又不甘心……我真是一个无能之人呀，我感到彻头彻尾的悲哀。

## 必须面对我的痛苦

没有重压的人生是轻浮缥缈的人生，是不值得和美好匹配的人生！美国心理学家派克在他的《少有人走的路》一书中，开篇的第一句话就是"人生苦难重重"。

人类到这个世界上，是伴随着痛苦而来的，是经历了艰难的产道挤压才来到人间的，发出的第一次生命呐喊是哭声。但在成长的过程中，很多家长却极力地让孩子避开一切自然的痛苦，如此的做法，让生命弱化到无法展开成为自己。蛹必须挣脱茧才能以美丽蝴蝶的形态存活下去，如果人为把茧破开，蛹没有挣扎历练的过程，蝴蝶的翅膀是无力的，根本无法飞舞起来，很快就死掉了。

宝剑锋从磨砺出，梅花香自苦寒来。痛苦是人生成长的阶梯，是生命的必要元素。

当痛苦来临时，面对还是逃避，选择不同，多次积累下来，就决定了人生的方向。两种方式的选择要依据当时的条件和后续的动作，不因此产生无解的冲突就是合理的选择。比如说在难以逾越的困难面前，可以先逃避，让自己暂时后退，完成充分的准备后再面对，若永远逃避下去就会形成心结；也可以选择面对，承担后果和弥补损失即可。

面对痛苦的探索，咨询师竟然总结出了痛苦的三层九阶图，让我对视痛苦时有了立体的感觉。

### 第一层阶，忍受痛苦、承受痛苦、接受痛苦

痛苦，包含焦虑、不安、恐惧、忧郁、怀疑、嫉妒、悲伤、无奈、孤独……如果把痛苦想象成神话里西西弗斯手中的巨石，忍受痛苦，就是让石头压着自己，保持不动；承受痛苦是要想办法推动石头；接受痛苦，是一边推动着石头，一边思索着人生，就像西西弗斯那样。

忍受阶段是一种煎熬，是人必须独自走过的一段路，是让人最容易情绪崩溃的一段路，但也是没有谁能够替代的一段路。忍受的本质是压抑，让自己不避开痛苦，先咬牙坚持住，然后考虑下一步要采取的动作。它有个时间限定，如果一直都待在痛苦里，那是沉溺；如果只是祥林嫂式的诉苦，处在宣泄的旋涡中，那是站在面对痛苦的门外，是逃避。

真正的忍受是后续要有创造来应对，没有创造只有压抑的话，既不能向下延展，也不能向上延展，而且还处理不了时时刻刻出现的现实问题，生存空间

会越来越拥挤不堪，就无法脱离忍受阶段。

承受阶段是一种挣扎。痛苦开始变得具体化了，个体已经在忍受阶段获得了对于痛苦的体验，原来对痛苦的无边想象变成了具有具体内容的有限刺激。虽然此时还伴有大量的不安和焦虑，但仍然坚持做自己当做的事情，而且效果上确实转移和分散了痛苦。所做的事，不是宣泄类的而是建设性的，是个体应该做而其实很不愿做的事，从而形成强大的内在能力，比如向上的与现实相处的能力，向下的承受能力，做到在生存空间变大而问题增多的情况下还能有效活动。承受的本质是适应痛苦，面对各种压力，去做到不丧失自我的适应，而不是丧失自我的顺从。

接受阶段是一种对痛苦的耐受。当你能够接受这样的痛苦事实，而且已经不为此事所困了，情绪的痛苦絮状物被清除掉，代之的是理性的思索和洞察，人生的自由空间更大，步入到新的世界之中。接受的本质是一种超越，在超越的过程中，虚幻的自我会如雪一般消融，真实的自我呈现。此阶段，对痛苦的感受度极少，会将更多能量用于培养能力。

### 第二层阶，留置痛苦、嚼味痛苦、体味痛苦

正如勾践的卧薪尝胆，在痛苦中强大。痛苦如一味良药，从中可以汲取大量的成长元素。

留置痛苦是一种重温的坚强。当人面对过痛苦后，无意识想把曾经的痛苦搁置一边，不提它、不碰触它，最好是忘记它。留置痛苦的价值在于，让曾经历的痛苦发挥它最大的功效，把无以描述的感性体验融入我们的骨髓中，铭记于心，又不为其所累。让个体如同迎着痛苦之风张开的帆，能够滑翔于痛苦之上。

嚼味痛苦是一种吸纳的情怀。就像品酒师一样，摇晃着你手中盛装痛苦的酒杯，先嗅闻苦涩后的清香，再呷一口，从各个角度、各个层次、各个部位，

仔细品味。人类的痛苦有着形形色色的表现，但根源都来自心灵的感受，真正地放下自我，放弃挣扎，让痛苦在自己心中发酵，饱受痛苦浸泡的灵魂成熟而多味，澄净而沉着。

体味痛苦是一种深邃的呼吸。搜罗咀嚼过后各种散乱如珍珠般的感觉，串出自己想要的各种体验成品，至于把这些感觉串成手链还是项链，就随你的意了。体味过的痛苦就像酿造的酒，它会越来越醇香，从而形成与人深度"共情"的基础。共情，是真正懂得他人之心的能力，自己淋过雨，才会温柔地为他人打伞。

### 第三层阶，欣赏痛苦、超越痛苦、融入痛苦

痛苦仍在，但已经不能困扰我们了。

欣赏痛苦是一种人性的通透，把你的痛苦加工成让你引以为豪的艺术品，可以不时拿出来把玩、欣赏。当我们不再害怕接受现实的一切，就会全面地接纳自己、照顾自己、理解自己、温暖自己，在共情中完善自己。经过痛苦历练的人性变得博爱、仁慈、包容。

超越痛苦的真意是对痛苦不再敏感。我们已经不为痛苦所扰了，能客观理性地看待发生在自己身上的一切是如何形成的。我们的眼光不仅仅只关注痛苦本身，更加关注围绕着痛苦所发生的一切和启示，以及周边的社会因素。这是一种将痛苦由感性升华到理性的境界。当我们充分了解了痛苦的来龙去脉时，就不会因无知、恐惧而胡思乱想，盲目臆测，进而让自我陷入无解的冲突之中。超越痛苦，也就是超越感性，进入理性阶段。

融入痛苦，成就超然的气质。痛苦中沉淀下来的元素如水一样浇灌着我们的生命，成为我们的一部分，滋养出超凡脱俗、奔逸洒脱的个性，时时散发着人性的光辉。

痛苦是一种恩赐，痛苦之花最艳丽。然而内心冲突症患者一直拒绝痛苦，

逃避痛苦，痛苦倒成了一种心结，纠缠着就是不离去，让个体备受折磨。

不拒绝痛苦，就敢于挑战，扎根现实，获得人生的真谛。经历痛苦的沧桑，让人懂得珍惜拥有的一切，放弃云雾般非真实的轻浮。

# 内在能力的结构体系

内在能力是支撑抑郁症患者走出来的关键。所谓内在能力，就是经由化解内心冲突而成为自己的能力。咨询师说："你有很多的能力，但它们不属于内在能力的范畴。"我并不是太理解，于是有了下面的关于内在能力的阐述。

人可以不完美但不能不完整。完整的人格自然需要完整的能力结构支撑，否则不稳固。比如数学家陈景润，在数学领域的能力无人可及，但一些生活自理能力不如常人，这就是能力结构的不稳定。一般来说，各种能力都需要基本达标，生活才平衡。完整的能力结构就是两极对立的能力都要有，比如，有白能力也需要有黑能力，有务实的能力也需要有务虚的能力。有黑有白才能形成丰富的色泽和变化，才能够让生命流动起来。只有黑能力的人会陷入罪恶中，只有白能力的人也会让生命的空间变得极度狭小，如果人生再遇到不幸事，就很难去克服。有虚有实才能让生命的能量得以充分发挥，过实过虚都会导致生命能量的流逝。

咨询师说："你只有白能力，没有黑能力，所以在职场上很吃亏，连自己都保护不了；你务实能力强，务虚能力弱，做了很多，并没有得到领导的赏识，原因就是如此。"

人生有太多的无常和变数，要在有限的时间内活得精彩，活出真正的自己，必须精心地设计一番，否则面对太多的误区，当一切还没有明白的时候，人已经老了，哪里还有机会来做自己呢。

要成为自己，首先是了解自己，然后是规划自己，最后才可能成为自己。

这几个步骤中，每一步都需要许多能力的支撑，尤其是内在能力的支撑。拿破仑·希尔说过："能力是一个人规划一生的最大资本。"

内在能力也称自主力，包括动态能力、成人能力、现实博弈能力等三大能力群。其主要功能就是和人的自坠力对抗，以达成平衡，获得人生的宁静。

内在能力结构就像一座金字塔，底层是动态能力，含有觉察能力、抗挫能力、补实短板的能力等，在能力结构中占的比重最大；中间层是各种成人能力，包括开放自我能力、情绪掌控能力、策划能力等；顶层是现实博弈能力，由各种智慧类能力、边界护卫及反击能力、取舍能力以及其他各种创新的能力组成。素质决定未来，能力决定成败。而金字塔的地基，也就是内在能力的摇篮，是基础能力。

基础能力就是人在心灵成熟的过程中，在痛苦、孤独和焦虑以及其他难以忍受的苦难折磨下，仍然能够做到顺其自然为所当为的能力。形象地说：外面在下雨，个体要回家，那就想各种办法回家，而不因雨水阻碍回家的目标。下雨了，抱怨是没用的，淋雨了浑身发抖是正常的反应，顺其自然，仍要采取回家的行动。经历风雨多了，承受风吹雨打的能力就增强了，慢慢就形成了承受的基础能力，这种承受能力是孕育其他能力的土壤，让其他能力在其中生根发芽。

承受能力的形成不是一蹴而就的，它的形成过程遵循抛物线原理，也就是说只有冲过抛物线的顶点，能力才开始形成，没有坚持到顶点，就还需要重新集聚力量，反复冲击顶点，直到冲过为止。

承受的内容，是人们最不愿意承受的各种感受，主要包括痛苦、焦虑、孤独，还有空虚感、不确定感、无安全感、挫败感、丧失感等。只有承受住人生的风雨飘摇，才能看到生命的彩虹升起。

个体拥有了一定的承受力之后，就可以具体诠释内在能力系统了。

## 底层：动态能力系统

动态能力系统既包括动态能力，也包括静态能力。静态能力是在没有内外压力和干扰的情况下，也就是理想状态下达成某件事情的能力；而动态能力是在有强烈的内外压力和干扰的情况下达成某件事情的能力。患者往往是静态能力很高的人，会学习，会考试，但在实际运用的时候往往表现出高分低能的状态，根源就是患者动态能力差，不能充分发挥静态能力。

现实生活不像书本内容那样是静态的，需要动态能力。勇敢面对压力和挫折，甚至主动地挑战，才能获得动态能力；没有高强度的投入，是很难得到动态能力的。而静态能力是避开压力和挑战，只做理想状态下的事情，很容易获得。

咨询师给我讲了一个他招聘的故事。当时有两个竞聘者，一个毕业于一流大学，学业成绩很好；另一个毕业于普通大学，学业成绩一般。在面试的时候，前者表现得拘谨，回答问题中规中矩，社会实践少，没有遭遇过大的挫折，一直是个好学生；后者在学校里很活跃，承担了社团工作，大学期间做了不少兼职贴补学费，回答问题思维活跃，而且说自己是补习一年才考上的，大学里也失恋过，反思自己身上有很多不足，也在积极改进。当时，五个考官，四个都赞同录取前者，只有我的咨询师要录取后者，他说招聘的岗位是医药代表，需要承受很大的精神压力，后者实力更强。

咨询师说，后来，这个被录取的学生工作业绩非常好，证明了自己的眼光，其实自己当时用的就是动态能力的评估法。

咨询师自创了一个评估人才的公式：

总分=（静态能力×20%+动态能力×80%）×抗挫折系数×补短板系数

他解释说，动态和静态能力对个体实际能力的影响非常大，依据普遍适用的二八法则，我们也可以认为静态能力只占20%，动态能力占80%。抗挫折系数用1~10来评估，承受过大的挫折，并且能够爬起来，抗挫折系数就高；

没有承受过什么失败，或者对老师的一次批评都耿耿于怀很久，不能释然，抗挫折系数就低。补短板系数也用 1~10 来评估，个体觉察到自己的短板，承受短板，并投入精力去弥补，补短板系数就高；如果过度自恋，不认为自己有短板存在，或者知道了也是外归因，逃避面对，补短板系数就低。咨询师说，用这个公式，可以有效地把高分低能者筛查出来。

比如，前面两个应试者，那个优秀毕业生学习成绩好，静态能力很高，给 90 分，动态能力刚及格，60 分；没有经历过什么大挫折，成绩考得不好会难受好几天，抗挫折系数 5；因为除了学习没有做过其他的事情，也不知道自己的短板，补短板系数 5。同样评估普通院校的毕业生，静态能力 60 分，动态能力 80 分，抗挫折系数 8，补短板系数 8。计算一下，前者总分 1650，后者总分 4864，两者实力差距很大。

我用这个公式，自我评估了一下，静态能力 80 分，动态能力 40 分，抗挫折系数 2，补短板系数 2，总分只有 192。天呀！这个公式真是一面照妖镜，过去我自以为非常优秀，原来竟是如此无能之人。

## 中间层：成人能力系统

这个系统可以说是一个人独立面对现实的理性之歌。成人和非成人的属性中最主要的区别是理性还是感性。此能力系统包含开放自我能力、情绪掌控能力、策划能力等。它是个体在长大的过程中，和现实反复磨合而达成的一种适应现实的能力，一种为了活出自己而管理自己的能力。它有两个特点：一是专注规律。任何人和事情都有一条深层的规律线，贴近这条线做事，并随时调整，方向始终指向规律线的终点，任性和控制都变得不堪一击了。二是统筹规划。有整体观，有关键点识别，有变动因素考量，统筹规划，精妙设置，方能达成。

先说开放自我的能力。见多识广才可能有包容的胸怀，有终极的目的才可能不为眼前的利益得失而计较，并拥有放手短期得失的包容能力。开放的性质与实力有关，无实力的开放叫作无边界，有实力的开放叫作真包容。有则改之，无则加勉，敢于展现自我，也能接受不同的意见和建议，有判断有选择地融入自身，体现出良好的新陈代谢能力。

再说情绪掌控的能力。情绪是个体对世界的主观感受，负性情绪是自我价值受挫的表现，是自然产生的，不能压抑，但可以管理。如果个体常以"我就这脾气！"来收拾宣泄后的残局，是任性和不成熟的表现。任性是情感发展停滞在儿童状态，以自我为中心，既没有意愿又没有能力去理解、满足他人的心理需求；当自己的欲望没有满足，就像一个儿童，不管不顾地尽情发泄，靠控制他人来满足自己。

**情感独立的人才有管理情绪的能力。个体由匮乏式的情感需要发展为成长式的情感需要，就叫情感独立。**情感独立的人，没有别人的情感也能活下去，而且活得很好，一旦拥有别人的情感，会珍惜有加地充分发挥互爱的美妙。情感独立，是深层关系中最重要的支撑，只有两个成熟的人才可能拥有深层的亲密关系。压抑情绪并不属于管理情绪的范畴，在合适的时间、合适的地点，对合适的人，用合适的方式表达情绪才属于管理情绪的范畴。压抑后必然会爆发，爆发是不可控的无的放矢。个体只有在解放压抑情绪的状态下，才能真正形成掌控情绪的能力。

最后来说策划能力。有策划能力，人们常常将之视为老谋深算，带有一定的贬义。现实很复杂，天真就很可爱吗？说话不过脑就好吗？做事不谋划就爽吗？随意乱变就酷吗？对"老谋深算"的刻板印象，让很多人走向简单、幼稚、愚蠢的境地。算计是智慧的表现，要算到人的内心深层、事物的多种联系，以及发展的必然规律，多算才能多胜。算计能力富有挑战性，所以逃避的人们就把它归为人格中不洁的东西，让自己回避以消除不安，给未来的生活埋下无能无力的隐患，同时平添了很多看似正义的借口。

### 顶层：现实博弈能力系统

这个系统主要包含只需做不明说的能力、确立自我边界的能力、现实能力的组合群等。

首先谈一下只需做不明说的能力。这项能力非常实用，但常被一般人排斥、不齿，社会也不会倡导，比如察言观色、奉承、钩心斗角的能力等。

察言观色，观其色知其心，观其行知其人，没有观察力的人无从知道世界的真正模样，也不能真正了解他人。没有人喜欢奉承别人，但人人都喜欢被奉承，如何奉承，达到目的还不失自我的底线，是一种博弈的艺术。生活中很多人奉承别人把自我都丧失掉了，这是最低级别的奉承水平。钩心斗角无处不在，有人就有江湖，就需要斗争。很多人恐惧斗争，不敢斗不会斗，但只有那些有心有斗争经验的人才能成为真正的自己。

其次来谈确立自我边界的能力。确立边界是一种艺术，这个艺术中有三个关键的点：第一点，边界是切实存在的，尽管看不到，但处处都能感觉得到；第二点，边界是在互动的过程中相互妥协达成的平衡状态，就像国界，在争执和谈判中，随着实力的变化，边界线不断移动，是一条动态变化着的线；第三点，边界的变化轨迹线基于平等和相互尊重的基础。

把握好边界，需要个体的实力和智慧。个体要实现感性与理性的平衡，偏安于感性和理性中的任何一极都是不成熟的；找到任性与规律的平衡，规律是无情的，任性是需要资本的，有资本时可以任性些，无资本时就要守规律；实现自制与自由的平衡，习惯会把人推向疯狂，而自制与自由就成了调节器，有了自由，人们可以全身心投入现实，有了自制，就可以在放纵之后找到自己的回归线。

个性与边界紧密相关。有些人边界感很强，显得冷漠、孤傲，过于独立。有些人则很有弹性，对不同的人，在不同的时机，采取不同的方式。他们既能发出请求的信号，也能坚决地拒绝不合理的要求；既能做到横眉冷对千夫指，也能俯首甘为孺子牛；既能依赖周围的人，也能独立于世界之上。

边界不清，导致纠缠和疏离。很多亲人相爱相杀，甚至相互吞噬，就是纠缠，往往在共生中共同毁灭；疏离导致边界过远而敌对隔离，人处于防御的自封之中，陷入孤独的无助之地。

最后来谈现实能力的组合群。这个能力群涵盖非常多的能力工具，比如智慧能力群中的判断能力、选择能力、行动能力，未来能力群中的思维能力、创造能力、预见能力，事业能力群中的竞争能力、执行能力、组织能力、决断能力、应变能力，个体能力群中的自制能力、执着能力、专注能力、交往能力、表达能力、享受能力、学习能力，等等。一个人不可能拥有全部的能力，这个能力群就像工具箱，只要具备一些基础的工具，就可以组合出非常多的功能。一个人具备了10种核心能力，就可以组合出360多万种应世能力。应世，出自《颜氏家训·涉务》，意指适应时世把事情办好。在面对冲突、化解冲突的过程中，组合出的能力又会产生许多有效的能量，经积累发酵形成全新的经验，演变成新的实力，就有了遇水架桥、逢山开路的能量，铸造穿越现实的利剑，最终消解内在的冲突。

面对能力金字塔，我深刻感受到，任何目的的达成，都需要深厚的储备；过去我幼稚地认为，用简单的方式就可以完成复杂的人生使命，真是投机取巧的想法。

储备内在能力就是为了化解内心的冲突。首先，要学会承受，然后创造性解决冲突，不断形成现实的能力，穿越现实；其次，在化解冲突的过程中，又会引发更多的内心冲突，经过"觉察、责任、自由和选择"的完形三角（注：源自格式塔疗法。在格式塔疗法中，"觉察""责任""自由和选择"是很重要的三角关系，即觉察力愈强，自由的可能性愈大，而自己应为自己所做的决定、行为负责），形成智慧能力，挣脱人性的束缚；其三，要成为自己，必须有目标，有达成目标的能力储备；其四，是获得深层关系，在关系中成长，收获人生最美好的礼物——爱。

## 不得不完整的自我

唯有挑战，才能让我从抑郁的泥潭中挣脱出来，重获新生。

然而，连日常的各种事务我都不想做，哪里有精力做那些过去不敢做不愿做的事情呢？咨询师严肃地说："你必须做出选择，做该做的事情，承受当承受的痛苦，否则就是自毁，再难有转机了。你不做也痛苦，但会越来越痛苦；做也痛苦，但会越来越不痛苦。现在有我的陪伴和引导，一旦走出抑郁，你会成为非常优秀的人。"

"那我该做些什么呢？"我忍不住问。

"我们还是先来明确做事的目的吧，这样有利于你坚持下去。过去的你是在玩事而不是做事，就比如今天要给同事打一个电话，也许只需要花费三分钟，但你会在脑袋里为该不该打而纠结，从早饭开始，一直想到中午快下班了，最后的结论还是不打为妙，三分钟的事情你花费了半天时间也没有完成，还影响了其他事情的效率。你做事的标准是看什么让自己感觉好，而不是什么对自己最有利。因此，调整做事的标准，应该把有限的精力用于做补短板的事情，做化解冲突的事情，做目标下的事情。"

下面的内容是咨询师关于我该做什么不该做什么的指导。

**做挑战的事情。**挑战的事情就是自己不擅长，但属于目标下必须要做的事情，包括个体内心渴望的、达成目标必须要做的、还不擅长的事情。比如我渴望亲密关系，我必须有了解他人、了解自己的能力，那现在需要做的事情，就是大量和人接触，并且琢磨对方为什么要那样说、那样做，去验证自己的猜测，慢慢就有了有助于了解他人的倾听能力、共情能力、理解能力、包容能力等，同时觉察自己的想法、情绪和行为。这样坚持下去，我就有了实现目标的可能性。

**做补短板的事情。**短板不是缺点，是与自己的目标相关联的、影响目标实现的事情。比如我要成为自己，就必须要敢于面对冲突，处理冲突。而这是我不擅长的，这就是短板，具备化解冲突的内在能力就是必须要做的补短板之事。我的身材不是特别健硕，这对于我成为自己来说，影响不大，就不需要花费精力去健身了。而如果我的目标是参加长跑比赛要获得名次，那进行日常运动训练就是补短板之事。

**做富含成长能量的事情。**过去逃避不愿意做、会暴露自己的愚蠢的事情，都富含着我所欠缺的营养，要去多做。比如易败之事，在自己的生命中，这种事情到处都有，做得多的话，也就不容易失败了，因为熟能生巧，了解其变化的原理，就能掌控它了。但有一点，它容易让人显露出"笨拙的样子"，这个样子让自尊敏感的人受不了，于是由无意识地避开失败变成有意识地避开易败之事，而做事怕失败的心结也就形成了，积重难返。比如恐惧之事，让人恐惧的事情多是威胁到自己"理想我"根基的事情，所以面对恐惧之事就成了患者必须要达成的目标。我过去一直恐惧如何拒绝妈妈的控制，有各种各样的理由说服自己：要孝顺、不能惹妈妈生气等。其根本原因是害怕妈妈不再扶持自己，所以一直在讨好、委屈，而拒绝妈妈，敢于说"不"是我独立的起点。

**做完整两极的事情。**每种能力都具备两极，纯黑和纯白都难走远，而有黑有白，黑白不同比例构成多种灰，能力就完整了。患者往往具备"白能力"，不会不敢不愿做一点所谓的"坏事"，那么现在就需要做点"坏事"来增长黑能力了。一是承认自己做过很多"坏事"，不承认就不可能改变。患者自幼被教育不能做"坏事"，无意识中夸大了"坏事"的作用，自认为自己做的都是"好事"。其实，在潜意识里，做了不少"坏事"，比如把被别人欺负不敢反击的压抑，当作自己高洁，不和他人一般见识，这是自欺，对于个体成长来说就是坏事。患者不屑于钩心斗角是因为没有这个能力，他没有钩心斗角但却更"坏"地用控制手段玩"空手道"，吃人不吐骨，这比钩心斗角更厉害。二是做些无伤大雅的"坏事"。很多社会不接纳的事情，做了而无所谓，这本是人性，但患者会用严格的道德框框来要求自己不去做，怕毁了自己精心制造的抑郁症防御塔，其实患者并不是真的没做，只是意识层面不知道罢了。比如患者自恋，无他人思维，这都是"坏事"，能够意识到就是成长。三是弥补缺失的黑暗一极。患者执着于一极，缺少另一极，比如执着于不撒谎（其实患者非常善于制造暧昧的谎言）。道德上不提倡，但生活中需要一些善意的谎言，这个时候，就要打破束缚，意识层面上主动学习撒谎，提升技巧，最后，该撒谎的时候撒谎，不该撒谎的时候不说谎话，内心就自由了。

除了做上面所列的促成长之事，同时也要完成日常事情和个体任务。

**日常琐碎事要做**。任何事情中都含有琐碎的成分。做日常琐碎事需要耐心而且少有积极的反馈，很多患者是不屑于做的。不屑于做细节之事的人不可能成就大事，因为大事是由有效的小事组成的，有效的小事是从细碎的小事中而来的。能够做细碎之事又不为细碎之事缠住的人才是成大事之人，前提是先有做小事的能力，透视小事情的本质，才能舍弃小事做大事。

**麻烦的事情要做**。麻烦的事情意味着自己难以处理而且不想面对但又不得不面对的事情，这种麻烦中含有伤害的成分，如同有毒的蛇，不会处理毒蛇的人只能远离逃避。但规律是面对可能受到的伤害，去处理麻烦事情，不仅会让自己学到适度、忍耐以及冷静的能力，还可以让自己学会"耐烦"。"耐烦"能力是一种穿透力极强的能力，也是坚持力的核心组成成分。不会面对麻烦的事情就不会有持久的耐力，更不会有毅力，麻烦中正蕴含着大量的内在能力。

**枯燥的事情要做**。自己不喜欢而且带不来些许快意的事情，就是枯燥的事情。这种枯燥乏味的事情中常常有特别的含义，如果从枯燥中都能找到乐趣和感觉，那么在平淡中感受美的能力和适应能力都会提升，走过沙漠的人会更珍爱湖泊的美丽。不能和枯燥事情相处的人，只有制造夸张的感觉来让自己活着，不得不寻求刺激，容易为物所役。

**磨性子的事情要做**。持久的事情需要人的耐性。人们容易做一件快速见效的事情，但很难坚持做一件长久才出结果的事情，哪怕这件事情很简单。苏格拉底要求学生们做简单的甩手动作，一年后，学生中只有柏拉图做到了。简单的事都做不到持久，稍微有些困难的事更难持久，具有挑战的事情就更不可能了。积累一定的量才可能引发质变，耐性是必须要具备的，否则很容易功亏一篑。

无论决定做什么事情，都有一条底线，那就是现实任务要基本达标。比如学生，学业是要完成的，最起码要及格。工作、家庭也是如此，为了虚幻的目标，不上学，不进入关系，不就业，这都是在逃避。

因为资源有限，必须把能量用在刀刃上。已经很擅长的事情、虚荣的事情、控制他人的事情等，对自我成长没有价值，甚至阻碍成长，就不能再做了。

**擅长的、高人一等的事情不要做**。患者没有自己的人生目标，为了彰显优越感，一定会选择他人和社会认可之事，并投注大量的精力，用孤注一掷的方式，获得高人一等的好感觉。但是一白并不总能遮百丑，拥有了真自我以后获得的成就才经得起现实的洗礼，所以患者需要把精力投注到拥有真自我上。

**控制他人的事情不要做**。患者内心深知孤注一掷获得的成功是不牢固的，随时都可能坍塌，于是开始寻求外界力量来供自己支配，给自己"输血"。找到合适的供体，并将之掌控在自己的手心里，是患者的必备能力。一般来说，亲人、朋友是其可长久控制的主要对象。把精力用于控制，人就不会真正独立。

**不可控的事情学会放下而不要做**。比如生死，是大自然的规律，任何人都无法超越，如果把生命的大好时光用于寻找长生不老药，就是做不可控的事情。把精力用于追求绝对把握是错误的，比如参加考试，有很多因素会决定结果，考试题目、身体状况等，人能掌控的是自己认真备考，做好能做的，尽人事听天命，最后的结果是人掌控不了的，必须学会放下。拿破仑曾说："把人当做的事情做完，人做不成的事情交给上帝来做。"不可掌控的事情还包括一些精神规律。情绪是人的自然反应，无法靠意志控制，只能接受它的存在，学会管理，而过去我总是一有情绪，就用道德来压抑：你不能嫉妒别人，你不能小心眼儿，等等。把精神投注到不可控的事情上，这样的耗能没有价值。

**闲碎事、边缘事、杂念事不要做。** 很多事情，一点营养价值都没有，比如看碎片信息、回复八卦短信、胡思乱想等；或者钻研些鬼神、变态及其他少有人涉及的边缘事，患者是为证明自己独特、满足自恋去研究的，不会深究，只是浅尝辄止，这种行为如同一个人花费了大量的精力却得到了一片枯死的叶子，浪费了生命。

**虚荣之事不要做。** 为了虚荣，给脸上贴金，就不会有很多的时间用于真自我，况且虚荣之事和真自我是相抵触的，虚荣之事否定真自我的存在，人有了真自我就不会在意虚荣之事了。

通过分析，我更加清晰自己的时间分配了，也看透了从前的自我玩的把戏。我要把主要精力用于做目标下的事情，培养内在能力，形成真自我，同时日常的工作、生活、人际正是修行的平台；而过去所做的虚荣之事、防御之事、边缘之事就要彻底放弃了。

# 第十二章

## 突破瓶颈后的华丽转身

一个人一旦有了自我认识，也就有了独立人格，而一旦有了独立人格，也就不再浑浑噩噩、虚度年华了。换言之，他一生都会有一种适度的充实感和幸福感。

——弗吉尼亚·伍尔夫

# 我早已经不是自己了

真正的自己到底是什么样子，过去我从来没有想过，然而在两年的咨询中，我知道了，三十多年来我从来没有成为过自己。

我不禁自问，为什么我的人生如此多舛？

我不知道自己是谁，也不知道要到哪里去，更不知道别人内心里关于我的真正想法，只是一味跟着感觉走，越走越迷惘。

我甚至早已不再是个真正的人！

在各种陈腐理念夜以继日的熏陶中，在早年成长经历的不断认同下，我把自己变成了别人期待的那个样子。

所有的这一切是如何形成的呢？我没有思考过，仿佛一切都是自然发生的。如果能让无意识显形，我或许可以看到，很早之前，我命运的剧本已经编写好了，我也参与了编剧，并且完美地演绎了这场戏。

三十多年来，我自认为是一个好人，一个用我的压抑让别人窒息的好人！有句俗话说"好人不长寿，坏人活千年"，无止境的自我压抑，我恐怕真的会早早死去。

我极度爱面子，对外人特别好，对自己的家人并不是真正的好。我总是戴着一副他们喜欢的面具，不敢拒绝，也不敢提要求，更不敢诉说自己的痛苦，从来不维护自己的边界，隐忍成了我的一种习惯。在别人看来，我永远都是富有责任感和道德感的人；可事实上，我总是感到背负的道德十字架过于沉重，时不时地渴望干一些疯狂的事情，然而我也只是想想而已，我不敢如此做，直到觉得人生没有意义了，罹患了抑郁症。抑郁症倒是巧妙至极的无声表达。借此，我就可以理所当然而肆无忌惮地表现出我的痛苦，可以让别人在我抑郁的天空下感到窒息，从而抒发一些内心积郁和报复的快感。

我知道我的心里弥漫着一种破坏的欲望，甚至可以说是愤怒和仇恨。我的

"好人表现"和笑脸，就是用来防御的，不让内心的魔鬼暴露在世人眼前。我知道它们的存在，但是不知道如何驾驭它们。

重新来看我的婚姻关系。正因为我是一个好人，出轨的妻子不可能说出我有什么不好，但一种无形的冷漠会让没有什么心眼儿的她受不了。

说到夫妻相处的本质，其实就是在玩"一个是天使一个是魔鬼"的抢座位游戏。就如同家里有两把椅子，一把是天使的椅子，一把是魔鬼的椅子。一个人先坐在天使的椅子上，另一个人为了跟对方互动，只好坐在了魔鬼的位置上。本来他并没有想当魔鬼，但是坐在天使椅子上的那个人把他逼成了魔鬼。我可能就是那个抢坐在天使椅子上的人吧！

恋爱的时候我就知道，自己对妻子缺少激情，多数时间活在自己的世界中。进入婚姻之后，一点点地，我这个"好人"越来越容不下他人，成为空壳人，很孤独很愤怒。父母希望我活得生机勃勃，但我早已经没有活出精彩的能量了，有的只是积压的无名怨恨和愤怒，我觉得我已经为这个家付出了所有的能量，他们怎么还不知足呢？怎么还无止境地要求我呢？我无力再满足他们的期望了。

那我为什么要当个压抑的好人，把自己人生的一池春水搅皱呢？我觉得还是生活环境对我的影响，神不知鬼不觉中，我就完全顺从了它，而且没有一丝察觉。

心理学认为，心理健康的人就是活出自己的人，而我成长的文化氛围强调的是集体主义，并且我要做一个对别人好的人，我才是一个人。

心理学家李孟潮曾说：男人是小太阳，小太阳们被家人寄予了无限的希望，结果他们就不再是他们自己了，因为他们要成为"父母、家人眼中的那个人"。小太阳们有一个非常强大的超我，这个超我会压抑本我；本我非常愤怒，在本我的愤怒和超我的强大控制下，无法发展出来一个健康的自我，小太阳最终成为一个空壳的好人。好的程度越高，空壳的程度就越高。如果他太好，你就不会感受到他有什么生命力了，经常是你跟他交往，但你碰触不到他，他很无趣，你会感到很无聊。

好人经常是多病的，所以才有了好人一生平安的祝愿。好人在不停地自我攻击，他的免疫系统被自己破坏，并不是太累导致的，而是他的愤怒太多了。抑郁症就是对所有不爱自己的人的一个终极惩罚，因为他不爱自己，他总是用外在的标准去要求自己。好人用微笑和善良掩盖他们的攻击性，我就是用笑脸来掩饰内心的恨，恨的程度越高，自己的好意就越浓。

大多数情况下，好人并不是无怨无悔的好，他们往往是把自己的需求、喜好、情感强行压制，活成了一个个面目友善的"活僵尸"。好人明明也有需求，却总是矢口否认，用"我对你这么好"来换取他人的喜欢，我和舒雅之间我就有这样的心态。

压抑的好人和真正的好人是不同的，电影《阿甘正传》的男主角诠释了这一点。阿甘对珍妮说："正是因为你是我的女孩，所以我可以承受你的背叛、你的逃离，我也可以忍受孤独，忍受没有你的日子，重要的不仅仅是我爱你，而是因为从我看见你的那一刻起我就知道，你是我的女孩，你是我的姑娘。"阿甘并不聪明，但他是一个真正的好人。他懂得自己的需求，追逐自己内心最真挚的想法，就算被人架上神坛，也从未改变。不管时代变迁，他始终做着自己，因而赢得了传奇的人生。而压抑的好人，他们的每次付出，都是为了对方的相应回报，没有回报，就会受挫，感觉受到了莫大的打击。他明明有需求，却不敢表达；他明明可以展示自己，却畏首畏尾；他明明可以爱憎分明，却要一视同仁。每一天浑浑噩噩地活着，不比昨天多一天，也不比明天少一天。

过度的纠结，让我空耗了生命的能量，不抑郁，我还能做什么呢？

我认为自己很孝顺，却总感觉得不到爱。

父母给了我生活所需要的一切，却唯独给不了我需要的那种发自内心的爱，那种心灵能够感受到的对生命的尊重和激扬的爱，因为他们从来没有过，所以不可能给到我。我很孝顺，但这是一种必须应该的孝，是没有情感内核的交易。

孝的本质到底是什么呢？咨询师用了直角坐标系给我讲解，孝与不孝为横坐标，贤与不贤为纵坐标，就可以得出四个象限。

第一象限是上贤下孝的理想状态，不好达到，但它是一个真正的目标。第二象限是上贤下不孝，这种不孝，是必须指责和限制的，这也是现实中常见的现象。第三象限是上不贤下不孝，也是很自然的一种状态，是各自为自己的不理想状态，但很真实。第四象限是上不贤下孝，这是一种不合乎人性的愚孝，也正是这个象限困住了无数的人，不应当的孝让自己压抑，让所谓的上更加不贤。在许多人的认知里，"天下没有不是的父母"，上者无论贤与不贤，下者必须孝顺，否则就是大逆不道，显然这是人性的扭曲。

讽刺的是，我现在和父母闹翻搬出来住之后，我活得倒轻松自在了，我的"不孝"让我感觉有了自己，头脑变得活络了，思维也变得清晰了。

活了这么大，想想人生就如同梦幻一样，我能够想起的东西很少，所有的伤痛和感觉都变得虚无缥缈。但我努力对自己做一个回顾，尝试看清自己。

我是一个男人，却很少感到做男人的快乐。

我有过婚姻，但男女之间的真情实意却很少感觉到，虽然我知道女人心目中的男人是什么样的。一个真正成熟的男人，是女人强大的支柱，天塌下来为女人扛着；他的臂膀给女人有力的拥抱，抵挡她们不愿意接受的一切；他的胸膛是女人疲倦时坚强稳定的依靠，为她们遮蔽风雨；他的双腿是带女人走遍天涯海角的跑车，风流倜傥浪漫无尽……我恐怕无法做到这一切。

在我的心目中，女人应当是像圣母一样的女人，无私、顺从、忠贞、奉献……不会让男人承受情感的不幸。但这个万物之母，在我的生活中根本没有存在过！

在现实中也是不可能存在的。

我奇怪，男人和女人为何都会有如此的想法呢？

尼采对此曾经有过评论，他认为，当女人是一个真正的、整体的、强有力的女性时，当男人是真正的、整体的、强有力的男性时，男女们就能开启一段真正的、互相依赖的、完全的、愉快的关系。真正的女人，不是柔弱的而是坚强的；不是依附的而是自立的；不是顺从的而是主动的；不是需要保护的，而是有自己权力的；不是自我否定的，而是像男人一样能够自助的。只有把女人理解为真正的女人，男人才能在与女人的相处中体验到许多狂喜，实现人类的相互作用，达成在男女关系中感悟极大幸福的目的。

在我和舒雅的关系中，我并不是一个真正的、整体的、强有力的男人，只是一个在妈妈保护下的柔弱敏感多情而无力的小男孩，一个困在抑郁沼泽地中的男孩。

我从没有真正哭泣过，却总是感到莫名的沮丧。连哭泣我都是压抑的。咨询师曾说过，抑郁的感觉源于我内心的极度压抑，因为我内在的力量太弱小，从不敢尝试做真正的自己。他当时用了一个词，我记得特别深刻，他说："压抑的纯洁。"

压抑正常的欲望叫扭曲人性。

男孩永远不懂女孩的纯洁和善良，女孩永远不懂男孩的压抑。咳嗽、孤独和爱，这三样东西是越压抑越强烈，我的强烈孤独感和没有着落的爱缺乏，成了我的梦魔。

每个人都有难过的时候，心情失落就会想很多，有太多话想说，却无人倾听；有太多的苦想诉，却没人懂得。哭不一定是懦弱，因为压抑太久了；笑不一定是快乐，因为掩饰太深了。

压抑如同一种弥漫的惆怅，玷污了内心的纯真，不管爱多深，最后还是变成陌生人。我觉得我付出了全部，可是到最后，我什么也没得到。如果是虚情假意，就不会这样痛，可我不会虚情假意。

我只是舒雅人生中的一个过客，逞强与舒雅分手，却放不过自己，被困在深海里离窒息只差一米的感觉中。别人会说没有什么过不去的，但没有经历过的人，不会懂得那种痛。我比谁都清楚，因为我的极度压抑，让我错失了可能会得到的真爱，我只懂得循规蹈矩，忍让宽容，妈妈的教导仍在，但我内心渴望的一切却不在了。

人的天性隐而不露，但却很难被压抑，更很少能根绝。即使勉强用意志去压抑，只会使它在压力消除后发作得更加猛烈。压抑心灵、打击心灵、置心灵于万劫不复之地的，莫如平庸的痛苦、平庸的欢乐、自私而猥琐的烦恼。

诺贝尔文学奖得主罗曼·罗兰说过："最好的感情是没有恐惧。"没有失去的恐惧、没有讨好的恐惧、没有怀疑爱的恐惧、没有见不到的恐惧、没有隐瞒的恐惧、没有对未来的恐惧、没有外在干扰的恐惧、没有压抑妥协的恐惧……没有恐惧，就能全然接受给予，爱在安全放松下不断累积。她可以是她，我依然是我。但我一直处在一种莫名的恐惧中，我的内心没有宁静过。

我纯洁的真挚中却有一种难抑内心欲望的恐惧。真正的纯洁源于打破无形的禁锢，接受自然的心境！比如两个人的爱成熟了，做爱就是水到渠成的纯洁举动；而刻意压抑不做爱，那是愚昧，是压抑人性的爱情，并不是纯洁的。

我有一个同事，他患有余光恐惧症，这是一种对异性或者同性生殖器部位的余光恐惧。他一旦发现自己的余光扫射到他人的生殖器等敏感部位，尤其是异性的，便会紧张起来。余光恐惧，正是内在心灵被过度压抑，陷入紧张不安中，不敢做真实自己的表现。别人是看不见我们的余光的，是我们自己内心在疑神疑鬼。

压抑带给我们的不是解放而是更加放纵，压抑过久的人会不自觉地借助性欲的宣泄使自己内心的种种焦虑得到释放。在释放的过程中，可以让现实世界中的压力暂时卸去。邪淫总是与压抑同行，无论手淫、意淫还是一夜情的男女，内心都有一种莫名的空虚，包括夫妻性生活，也会感到空虚，因此释放后是再次压抑，陷入恶性循环之中。

因为压抑，我变得无私，但无私带给我的是归属感的丧失。

"做人不能太自私"，这是我从小就受到的教育，妈妈反复地给我讲孔融让梨的故事。人常说父母的欲望有多大，孩子的痛苦就有多深，很多孩子的自我价值感还未建立就被扼杀了。

咨询师问我是否知道孔融最后的结局是什么，我摇摇头，还真是不知道，本能地认为能大公无私的人结局一定不错。咨询师叹了口气，说："我们从小听到的故事，包括现在我们所知道的故事，有一些是断章取义。人们只讲孔融让梨，很少人讲其最终的凄惨命运。孔融因其政见和曹操不一样而遭到灭门，他对前来执行的人求情，求他们放过两个儿子，他那不足十岁的儿子却说了'危巢之下焉有完卵'这句名言，最终全部被杀掉了。"

因为不能自私，我没有归属感，家庭不曾给过我，我只是因为顺从而获得了精心的养护，心却从没有被真正地安放在合适的位置上。

马斯洛创立了需要层次理论，人在生存得以保障之后，会开始寻求爱与归属感——我们需要爱人与被爱，想要找到令自己感到安心、被接纳的地方和群体，从而确认自己在这个世界上的位置。

咨询师分析，获得了归属感，在人际中有五个方面会得到满足。一是感到安全。归属感产生的一个重要前提是你能够在那个人身边、那个环境中或是做那件事情时有一种安心和踏实的感觉。你不需要时时刻刻保持警惕，或者因为怕受伤害伪装起真实的自己。二是有一定的相似性。要获得归属感，意味着你能在其中找到某种相似性，这种相似性可以是各个层面上的，可能是你和某个人、某个群体有着共同的爱好、价值观或是理想。三是认可及被认可。你需要认可这段关系中的另一个人或是这个群体所秉持的理念或价值观，认可他们所倡导的事。同时，你也需要自己作为一个独立的个体在这其中得到一定程度的认可。四是能够参与。你在这段关系或这个群体中需要有一定程度的参与感，而不能仅仅是消极、被动地承担和接受。也就是说，你可以主动地做出一些行为，并且你知道你的行为是有意义且能够对他人造成一些影响的。五是情感上的联结。归属感的获得不在于量而在于质，我们需要在表面的热闹之外，与他人建立更深的、情感上的联结。找不到归属感的孤独是因为亲密感的匮乏，而不是缺乏社交。

我明白了我没有归属感的原因。我为了生存下去，为了依赖父母的照顾和支持，不得不压抑本我，而且这种依靠总是心惶惶然的。为了迎合父母朋友的期待，我成了一个傀儡，我不敢也不屑成为自己，当我付出了一切却没有得到期待的回报时，两手空空，内心满是无边的莫名怨恨。真正能为别人而活的人，是经历了自我的成长，先为自己活过，然后才为他人而活。我没有这个意识，只是没有自我地为他人而活。我什么都是，唯独不是我自己！因为我从来没有把能量用在自我的成长和成熟上。

成为自己真的很难！不是一般的难！成为自己首先要突破自我。这么长时间的咨询让我有许多次的纠结，无数次想要放弃咨询。我放不下过去，放不下情结，放不下曾经的恩恩怨怨，只是因为不愿意接受自己只是一个普通人。内心高度地关注自己，却不能真正地成为自己。我舍不得放下，有着无法选择的自我冲突，选择意味着必须割舍掉某些东西。正因为没有成长的能量，个体才会停滞下来，纠结在曾经失去的过去岁月中。我忘不掉许多过往。一个向前奔的人，虽然也有很多记忆，但会把它们化作内心的财富，而沉溺于忘不掉仍然是自我的防御。

如何成为我自己呢？咨询师说，有一项社会调查显示，一百位弥留的老人，回顾人生最大的遗憾，不是他们经历过什么事，而是从未做过内心渴望的事情，没冒过险，没追逐过梦。大多数人恐惧的并不是死亡本身，而是当生命渐渐走到尽头，才发现自己从未真正活过。咨询师说我也一样，一直在寻求死亡的解脱，可是未知生焉知死？我恐惧的也是未曾真正活过！

既然我早已不是自己了，从现在起我要尝试让我先成为自己。

## 源自本能的快乐是生命的源泉

我从哪里开始做自己呢？

"从接受你的本能开始，不是压抑，而是张扬，这并不意味着你要放纵自己，而是让它如水流一样在你的河床中奔腾。"咨询师指出了我用力的方向，"可你从来没有着手建设过你的河床吧？"

我一直在努力刻意压抑我的本能，包括周围的亲人都鼓励我如此做，可咨询师却让我张扬本能，这让我感到恐慌。我畏惧我的本能，担心无法驾驭而陷入绝境，所以一直选择回避本能。

弗洛伊德认为，人格由超我、自我和本我组成。没有强大的自我，本我、超我要么被压抑，要么被放纵；自我强大了，本我迸发而超我无碍。因为我的自我不强大，超我又过度严苛，本我被深深压抑，当然感受不到人性呈现的快乐。

反思自己，我很少有本能的反应。本能已在我的压抑中变得麻木了，一切都只停留在"我曾希望"这个词上。

"我曾希望拥有魔力……"但它从未出现；

"我曾希望受人仰慕和崇拜……"尽管一次次争取但赞誉总是转瞬即逝；

"我曾希望补偿过往给他人造成的伤害……"这没用，只有内疚让我难以入眠；

"我曾希望通过专注于他人的问题而回避自己的问题……"如果不打破自身的防御，我永远无法获得真正的自由；

"我曾希望我可以不受任何局限的约束……"我借助别人的鲜活来逃避死亡对我的限制，希望在别人的复活中感受自己的复活。

任何事物都有它的生命阶段，本能也是如此，本能让人毁灭只是它的一个阶段而已，本能也让人活出激情。

不加控制的原始本能当然会让人趋向毁灭，现实中很多人因为暴富而欲望膨胀，最后的结局多是悲剧性的，因为他无法驾驭他的欲望。

压抑本能让人性萎缩，没有强大的智慧和能力，人不可能突破压抑的枷锁，除非以自身的一切做昙花一现的悲剧式反抗。我就是如此。

让本能自由流畅，只有会精心设置的人才能享有。如果你有一双探索的眼睛，随意翻看一下历史，你就会看到，掌握权力的人天经地义地行使他的本能，智慧的老百姓也可能享有。只会压抑自己的人，根本没有选择的自由。我就是那个压抑的人，我如何完成本能重生之旅呢？

离开熟悉的自造世界，到陌生阴暗的现实世界中，经历这种分离，战胜一系列困难、挑战及危及生命的种种磨难，摧毁原有的思维，完成人格的重塑；否则会还没走出磨炼就死在了半路上。

我必须认清我现在身处其间的这个世界，发掘我自己身上的力量和技能，并借助超越我自身的外在帮助，在种种无法忍受的、令人恐惧的、危机四伏的磨难中幸免于难。我必须打破常规，充实自己。在人生的低谷中，在人性的底线上，个体都会为了维系生命而全力求生存，这是阴暗世界中的顿悟。

再次回到现实世界，我就能够承受孤独、黑暗了，就像一个人在暗处待久了，眼睛适应了，就不怕黑了，我到人性的深处历练了一圈，就能成为现实人类中黑暗智慧的守望者。

我能做到吗？我只是一个渴望成为英雄的人，咨询师告诉我，脱离了抑郁的沼泽就是一段英雄的旅程。

我要做的第一步是把压抑的欲望释放。内心欲望每一次的升腾都被脑袋里的超我无情地压抑下去，我从来未曾正眼看过它一次。现在我要敢于正视自己的欲望了，允许欲望存在，并采取合适的途径去实现它。比如性的欲望，我可以通过走出去和异性交往，找到爱的人，一起共享性的美妙，而不用像过去那样为性肮脏，或者偷偷自慰后再自责了。释放欲望的前提是理性，理性如刹车系统，有了它，欲望就可以在轨道内高速运行了。

我要做的第二步是让欲望找到知己。欲望是可以共鸣的，人性深处本就是相通的，独自一个人的欲望难以真正地呈现本色，当一个人释放的欲望真正融入另一人心中，两人就能感受到共鸣的美妙，仿佛把同一个灵魂放在了两个躯体之中，这是人世间至美之时。融入后会发现内心更深处的欲望，并进一步地了解自己为何有这些欲望，更了解自己。

我要做的第三步是不再恐惧幻灭。幻灭并不必然带来绝望，幻灭的过程为更加准确地认识现实、更加充分地接纳现实开拓了道路，做好了准备。

随着逐渐成长，人们不再将自己看得完美无缺或一无是处，不再过分依赖或完全独立，不再总是受制于人或彻底孤立无援。在幻灭的尽头是空虚感，和任何其他的失败一样，除非经过一段时间的哀伤，我们不会放弃自己最深切的希望和期待，正是通过失望、沮丧和绝望等感受的浸润，我们才得以真正地强大起来。

人类自从进入文明社会，制定了无数规则，最根本的是要有实力来保障或打破这些规则。国与国之间是这样的，人与人之间也是这样的。卢梭不无感慨地说："人生来是自由的，却又无往不在枷锁之中。"人类的文明始于私有制，因此，文明产生后，人类的不平等也就产生了。人们维护不平等的力量，就是暴力，暴力依据的就是丛林法则。但是，否定丛林法则，主张人生来平等，也同样会产生新的丛林法则。因为它无视了人天性的差异，强制把人的天性抹平，制造单一的社会，同样是可怕的。

人类的占有欲与丛林法则的合作，让人类一直处于不平等之中，人类的动物性决定了人永远不可能摆脱丛林法则的影响。所以，要给强者以施展才华的舞台。但是，如果丛林法则在社会中成了普遍法则，也是非常可怕的。因为动物遵循丛林法则，保持生态平衡，是可以的，但是人类就不同。

动物的强大与争斗，无非是为了一顿美餐或者一个配偶，狮子无论多么强大，一旦吃饱，便全无他求，没有人这样的强烈的占有欲望。人对物质的占有，更多表现在精神层面上的不知足。因为，一个人的物质消费能力是极其有限的。一头强壮的公狮子，只要占有一只或者几只母狮子，就会心满意足。但是，人一旦当了皇帝，就会要三千佳丽，而且要指点江山，甚至称霸世界。无论多么强大的狮子，别的动物一经逃离了它的力量范围，就是安全的了。但是人类社会却不同，国王只要轻轻点个头，或者写一个字，就会有成千上万人的脑袋落地。人可以运用聪明智慧制造武器，消灭异己，比如核武器的出现就是这样的结果。人类社会如果完全按照丛林法则，那么，弱者会越来越多，强者会越来越少。因为各种力量博弈的结果，真正的强者就是那个笑到最后的大独裁者，但是，他的安全其实也是没有保障的，所以，这个强者也是整天生活在焦虑与恐惧之中的。而第二号的人物，在一号人物面前，仍是一个绝对的弱者，他在大独裁者面前，唯唯诺诺，毫无人的尊严，他自然无时无刻不想取而代之。

不要怀疑你所生活的世界，这是一个美好与罪恶共存的世界。活着，不光有幸福的美好时光，还必须承受各种各样的苦难，譬如生老病死。对于丛林法则，存在即是合理，不要过于在意。人生在世重要的是活得痛快，想做什么就做什么，能生活在这个世界上就已经是一种上天的恩赐了。这是大自然的法则，不管你的出身如何，活着都是你自己的权利，但想要活得更好就必然要去抢占更多的资源，这些资源不可能平均分配给每一个人。不管我们面对什么，我们需要直面自己的本心，失败并不可怕，因为我们还活着，还可以重新来过，这就是人生的真谛。

其实，知足常乐更多的是指精神层面的东西，你想要得到更多，那么你必然需要比别人付出更多，没有什么东西是不劳而获的。富人之所以成为富人，源于他们先于我们掌握了更多的资源，而资源的重复利用让富人更加富有。这就是我们社会中的丛林法则，比动物界更加残酷。

"不经历风雨怎能见彩虹，没有人能随随便便成功！"人生的真谛，只有经历风雨我们才能感悟。只有经历风雨，才能体察人间的冷暖，才能吸取教训更进一步。但是进入社会才发现，事情远没有预料中那么简单，一个人的黑夜，一个人的重担，一个人的孤寂，怎能不惶恐，不卑微，不迷茫，不转向？

生命最原始的意义就是探索未知，只需要一次起飞的突破体验，就可能让黑暗的世界里进入一丝阳光，之后的前进道路就平坦许多。比如第一次演讲之前，所有人都会感到焦虑，只要有了第一次之后，内心会感觉"不过如此而已"，同时又会激起新的挑战，形成继续向前的动力，多次后就有了一种看透一切而求精致的心境，可以放手身外之物而求取自己最想获得的那份纯然。

真正的快乐是探索、经历、挣扎后的收获！

电影《芙蓉镇》中有一句经典的台词"像牲口一样地活下去"。这句话虽然道出了生命的卑微，但也强调了活着的价值和可贵。"活着"就是快乐的源泉。因为只有人活着才能享受到各种各样的感觉，不断接触到新的事物，才能拥有阳光，拥有大海，拥有亲人，拥有朋友，即使是在痛苦的时候，我们也该庆幸，因为那一样证明你还在人世间。而一旦失去生命，这一切都将不再有意义，快乐也就无从谈起了。

对生活的敏感和精致不是学一些有形的东西就可以得到的，而是无形的熏陶，成就了人的高雅气质和精神图腾。比如我早年读了很多本世界名著，尽管早已忘掉了具体的描述和情节，但当时产生的心灵共鸣却是一种无形的财富，如同空气，让我维持着生命。现实是灰色的，也是冷酷的，但是现实也是富有营养的，如果想要超越现实走到精神的境界，穿越永远比直接飞越来得笨拙，但是，飞越之后无法获得真正的精神奖赏。

谈论欲望的时候，必然会将其和贪婪连在一起，然而，贪婪非但得不到真正的快乐，反而会产生痛苦，放弃才会快乐，这种规律常常有悖于人们的感觉。

咨询师说起他经常会遇到的故事：女人喜欢一个男人，希望男人出人头地，有社会地位，但是有了社会地位的男人，自然身边少不了其他女性崇拜者，所以这个女人的悲哀诞生了，是想要一个爱自己的男人，还是要一个很多人都爱的男人？

女人什么都想要，只能在贪婪中痛苦。男人也一样，他喜欢一个女人，也喜欢另一个甚至几个优秀的女人，但是优秀的女人一般都有自己独立的人格和做人原则，男人也只好选择一个最合适的做他的妻子或者一个他最爱的情人。但是人性的贪婪决定了他都想要，结果只能是一声叹息。人只有懂得选择和放弃，才会找到终极的快乐。

欲望之美不在于欲望本身，而在于欲望的超越。

关于超越欲望，前人总结出的三个理论，很好地解释了性和爱为什么总是纠缠不清，性与爱如何融合升华。

首先介绍人本主义哲学家和精神分析心理学家艾里希·弗洛姆主张的爱情伦理学。他认为爱是一门艺术，既然是艺术，就是需要学习的。

他抱怨人们祈求、渴望爱，然而又几乎把所有别的东西都置于爱之上，成功、名誉、金钱、权势……人们把所有的精力都耗费在学习如何实现这些目标上，而不去钻研爱的学问。他说："我们无须学习如何施爱，导致这种臆说的谬误在于分不清'堕入情网'和'长久相爱'之间的区别。"

"我奉献爱，我捧出我自身，我融入他人，由此我找到自己、发现自己。爱是热烈地肯定他人的本质、积极地建立与他人的关系，是双方各自保持独立与完整性基础上的相互结合。虽然爱打破了使人隔绝的围墙，使人与人和谐相融，但是爱又让人仍是他自己，依然伫立于其整体性之中。"

"童稚之爱的原则是'因为我被爱，所以我爱'，成熟之爱的原则是'因为我爱，所以我被爱'。童稚之爱声称'因为我需要你，所以我爱你'，成熟之爱则认为'因为我爱你，所以我需要你'。"从这里出发，他进一步得出结论，成熟之爱即真正的爱首先是给予，爱本质上是给予而非获取。人只有通过爱才能理解他人和整个世界。

弗洛姆是个泛爱主义者，他主张爱世界上的一切。他说："真诚地爱一个人意味着爱所有的人，爱世界，爱生活。"

"性爱始于分离，终于合一；母爱始于合一，而导向分离。"

如何达成爱的艺术呢？一是要有一定的训练，仅凭一时高兴，是永远成不了爱的大师的；二是要专一，不能像时尚生活方式那样见异思迁和朝三暮四；三是要有耐心，在爱的道路上要取得哪怕一点点成功，没有耐心是不行的；四是要全力以赴，如果不把爱当作一件至关重要的事情，就休想把它学好，最多也不过维持在业余涉猎者的水平上。

弗洛姆的结论是："关切、责任、尊重、知识是一切类型的爱所共同具有的要素。"

第二个理论是哲学家赫伯特·马尔库塞主张的爱欲伦理学。马尔库塞认为，人的本质就是爱欲。

关于爱欲他有三个观点。第一个观点是为爱欲而战就是为政治而战。第二个观点是爱欲是性欲的升华。在爱欲的实现中，从对一个人的肉体的爱到对其他人的肉体的爱，再到对美的作品和消遣的爱，最后到对美的知识的爱，乃是一个完整的上升路线。如果说性欲是指对两性行为的追求，那么爱欲则是指性欲在量和质上的提高。放纵性欲对个人来说只能获得短暂的局部的欢乐，而这种欢乐还得由痛苦做伴，人们常常因为获得这种短暂的局部的欢乐而需要付出高昂的代价。第三个观点是人类的历史就是爱欲遭受压抑的历史。文明陷入破坏性的辩证法之中，因为对爱欲的持久约束最终将削弱生命本能，从而强化并释放那些要求对它们进行约束的力量，即破坏力量。

马尔库塞提出解放人的关键是将性欲转变为爱欲。当今对人的压抑主要表现为对爱欲的压抑，而对爱欲的压抑又主要表现为把爱欲降格为性欲，因此将性欲转变为爱欲被视为解放人的关键。他说："解放爱欲不仅仅包括解放力比多，而且也包括改造力比多，把受生殖至上原则约束的性欲，改造成整个人格所具有的爱欲。"

第三个理论是心理学家威尔海姆·赖希主张的性欲伦理学，他认为性与幸福密切相关，所有的精神病都是由于生殖功能的紊乱，或者说没有达到性高潮引起的。他的名言是："性健康与自由和幸福同义""生活幸福的核心是性的幸福"。哪里存在着性压抑，哪里就不可能有人的真正自由和幸福。基于这一观点，他得出结论，性革命给人带来的是整个人本质的解放，整个人本质的自由。

在他看来，统治阶级肆无忌惮地奴役人、压迫人，依仗的并不主要是手中的权力、监狱、军队这些镇压工具，也不主要是榨取剩余价值这种剥削手段，而主要是通过压抑人们的性本能，制造出为维护统治所需要的性格结构。他说："应当把性革命看作是一个自由社会的必由之路。"他的基本观点是：只有通过性革命才能杜绝性犯罪，只有实行性解放、性自由，才能消除性混乱。

如果说马尔库塞的"爱欲伦理学"曾经使世界不得安宁，那么赖希的"性欲伦理学"更猛烈，使世界翻江倒海。

然而，无论如何，只有你能创造自己的生活，纯然享受的你自己就是万乐之基础。当你不再被困在另一种生活里，不再被真相绊倒，不再从内心最深处关闭自己，这之后，你能拥抱自己的阴暗面，你就走向了纯然。纯然的状态是越来越倾向于让事情发生，而非"要"事情发生。脸庞经常浮现笑容，感觉和人、大自然有深切的联结，心中充满感激之情，越来越多自发地思考与行动，越来越能安然于当下，越来越没有担心害怕，对冲突越来越没兴趣，对评价他人越来越没兴趣，对评价自己越来越没兴趣，越来越有爱而不求回报的能力……这些都是纯然的表现。

生活中总有未实现的梦想，不愿面对的困难，不想正视的情感，有时候是我们选择性地忽略了问题，但漠视、否定、逃避不会让问题消失，只会让痛苦加重。我们都是凡人，对未知感到焦虑，对改变感到恐惧，所以我们不愿发问，我们逃避现实，任由生活失控，将我们推向痛苦、困惑、不快乐。

仅仅意识到，生活就是眼前的一切，生活并不在别处，只在你脚下，这还不够。我们还应该向内心深处提问：我为什么在这里？我又是如何来到了这里？艾弗列德·德索萨说过一段话："很长一段时间，我的生活看似马上就要开始了，真正的生活，但是总有一些障碍阻挡着，有些事得先解决，有些工作还有待完成，时间貌似够用，还有一笔债务要去付清，然后生活就会开始，最后我终于明白，这些障碍，正是我的生活。"

既然如此，还有什么理由不释放本能？

## 成为自己，不再纠结

鼓励自己不再退缩，关键就是了解事物的发展过程及曲折性。

挑战自己不敢做的事才能真正地获得现实的能力，只有独立的求索才可能达到高层阶的认知。在与现实的融合中，只有博弈，才能收获智慧的自我，最后方能够以自己的本真存在而获得新的生命。

萧伯纳说："一个尝试错误的人生比无所事事的人生更荣耀，并且有意义。"很多人一生都不知道自己真正想要做什么，不敢去尝试，因为恐惧。

恐惧是人的正常反应，是一种警告危险和提醒防备的信号。比如说，我们往悬崖下看时总是心惊胆战的，要是没有恐惧，人类恐怕早就灭绝了。人类大脑边缘系统有个杏仁核，是专管恐惧感和不信任感的区域，被称为大脑中的恐惧中枢。每一次只要感到危险逼近，这个区域便活跃起来，意识想制止也制止不住。心理学家研究发现，当人们觉得凭借自己的能力无法完成一件事或者将会搞砸一件事的时候，恐惧感就会在杏仁核中产生。

人类的大多数恐惧情绪是后天获得的。人内心深处的恐惧感，就像一条无形的绳索，你感觉不到它的存在，它却控制了你的心神，让你无法平静地生活。其实，所有的恐惧都是你的大脑出于保护自己的本能而产生的，也就是说，未知所带给我们的恐惧并没有你潜意识中所认为的那样危险。虽然各种各样的恐惧伴随我们一生，但却不能让它控制我们的一生。只要你愿意，完全可以化恐惧为力量，并让它服务于你，让你变得更强大。

克服恐惧是人生最重要的能力。马克·吐温说："勇敢并非没有恐惧，而是克服恐惧，战胜恐惧。"勇气源于恐惧，面对内心所恐惧的事情，勇往直前地去做，直到成功为止。克服恐惧是个漫长的过程，恐惧会衍生恐惧，离开熟悉区走入陌生区，是克服恐惧、借口和理由的冒险，反复尝试，坚持下去，成为习惯，就不再恐惧了。

探索未知是危险和机遇并存之事！探索未知必须要具备逆向思维，学会突破常规和感性的桎梏，吸纳让我们不舒服的观念，融入我们不喜欢的陌生现实。

咨询师突然问道："对于逆向思维，你能举出几个例子吗？"我努力挖掘记忆库也没有找到一丝半点的案例素材，咨询师注视着我，沉默着，我知道我根本没有逆向思维。

日常生活中，常规思维难以解决的问题，通过逆向思维却可能轻松破解。逆向思维是反过来思考问题，会使你独辟蹊径，在别人没有注意到的地方有所发现，有所建树。运用逆向思维去思考和处理问题，会将复杂问题简单化，从而使办事效率和效果成倍提高。以"出奇"达到"制胜"，助你在"山重水复疑无路"时，进入"柳暗花明又一村"的境界。逆向思维是咨询师常用的时常惊艳到我的思维方式。

遵循常规思维，就好像一个人闭着眼睛在路上走，心里恐慌，只好跟从别人的引导，让别人的决定来影响自己的命运；而反常规思维则是故意不按别人的指挥走，与别人作对，其实仍然是闭着眼睛看不到自己的路，这不是真正的突破；真正的突破是睁开眼睛，自己看清楚路况、看清楚方向，然后不再有任何犹豫和恐惧，选择最正确、最有效的道路，自己做主。逆向思维就是真正突破常规思维的思维方式。

为什么我会受到常规思维的束缚？

首先是自然属性决定的。人，归根结底是感性动物，一切理性活动都是为了满足感性需求，往往为此而放弃理性思考，直接采用感性思考，然而，这仅能满足当下，无法满足未来更重要的感性需求。因为人的感性思维有两大弱点：恐惧和懒惰。恐惧使人随时寻求安全感和确定性，懒惰使人不愿意去动脑筋思考。这两大弱点决定了我们往往通过权威、大众、自身经验来获得内心的答案，这三种渠道给予的答案并不完全可靠，却往往被我们视作真理，这就是常规思维。

另外，不自觉的排斥和过滤也有很大的影响。当有新的思想、观点与我们心中的"真理"相抵触时，我们会从内心感到一种不安全感，为了摆脱这种恐惧，往往不假思索地对新思想、新观念进行排斥——特别是当它们并非来自权威、大众或者自身经验时。绝大多数时候，我们的学习是一种过滤式的学习，只听自己想听的信息，而不去勇敢地面对真相。

要突破常规思维，其实很简单，需要从思维的两个方向入手：全面和深入。考虑问题要尽可能全面地想到与之相关的各种要素，以及这些要素彼此之间的联系，千万不要孤立片面；考虑问题要尽可能深入地看到问题的核心，把握本质规律，千万不要停留在肤浅的层面，浅尝辄止。

咨询师诠释完逆向思维，又问我对于失败的想法。我说自己一直在逃避失败，觉得失败就是整个人的坍塌。咨询师说："是的，因为害怕失败，你一直逃避做没有把握的挑战的事情。你把失败和自我整体联系起来了，其实失败是另一种形式的成功，是锻造自我的手段。"

"飞人"迈克尔·乔丹说："我起码有9000次投球不中，我输过不下300场比赛，有26次人们期待我投入制胜一球而我却失误了。我的一生中失败一个接着一个，这就是为什么我能够成功。我从未害怕过失败，我可以接受失败，但我不能接受没有尝试。"

不能接受失败也就很难坚持继续尝试，而成功并不是一次尝试就能够达成的。埃隆·马斯克曾说过："谁喜欢失败呢？失败是可怕的。但如果你毫无风险，就意味着你不过在做一件稀松平常的事！"

我做的事情不是一件稀松平常的事情，而是关乎我人生的大事。我要成为真正的自己，必须化解生死的焦虑和内心的冲突，不惧失败。

我的生命我主宰！经过两年多的咨询和挑战，我的生命如同坐过山车，从地狱河到炼狱海，从痛苦麻木到绝望剧痛，最终在一点点地复苏、生长、破土、长大、开花、结出果实，尽管果实还很小，但一定会饱满起来、成熟起来的。

内心的经历很难描述出来，有点只可意会不可言传的味道。

## 静静然地做自己真好

这两年我一边在咨询室和咨询师探讨抑郁症的轨迹、深入剖析自我，一边在生活中实践目标，头破血流地往前行。我具体都做了些什么呢？

离婚后我自己独住，上班博弈，下班写书，周末出去交际、放松，做了很多过去鄙视的事情，体验无数，感慨万千。现实在我的眼中变得清晰起来了，人性也变得真实丰盈了，旧我被击碎，幻象破灭，替代的是不得不接受的真相……这是一个漫长挣扎的过程，是一个蜕变的过程。

其间最值得和读者分享的一件事情，是我从家里搬了出来。虽然妈妈伤心欲绝，极力阻拦，但我执意要搬到另一个一室一厅的房子里，我决定要独立过日子。

和父母分开住，是我独立的第一步，也是极难迈出的第一步。我很难和父母谈此事，更不敢想象父母会因此有多伤心难过，妈妈肯定会被气得病倒，爸爸也可能会愤怒地和我断绝父子关系……但不搬出来住，我还是原来的我，不可能有所改变。

咨询师一句话就点醒了我："你的父母只有你这一个儿子，他们在年老的时候肯定要指望你，你若抑郁自杀了，他们更受不了，你搬离家，就是为了让自己摆脱抑郁症，他们就没有理由闹腾，也无法反对了。只要你坚持，他们也没有其他的方法，因为你是他们唯一的儿子。"

结果就是这样，我和父母亮明此事后，父母的反应很强烈，我好几次都想放弃了，但我坚持着，我告诉他们，如果他们宁愿我死掉也不愿让我独立，那我就待在家中，慢慢腐烂。爸爸能理解我一些，帮着做妈妈的工作，妈妈也没有想到我会如此坚决，最终妥协了。

迈出第一步，我就可以做后面的步骤了。我的内在变化很多，可以总结为六个方面。在这个过程中，我真切感受到咨询师陪伴的重要性，因为遇到困难时，我会不断自我怀疑，不断想放弃，咨询师是强大的支持，站在我的身旁鼓励我、陪伴我、指引我，让我从泥潭中爬了出来，尽管带了一身泥，洗掉之后，新生命诞生。

在此，我只对第一方面做了详解，其他五个方面是概述。每个人的短板不同，大家一定要结合自身的具体情况，灵活运用，才会有价值。

**第一个方面是开放自己。**过去的我防御过度，封闭在自己的世界中，与外界隔绝，也就无法吸纳外界的营养。

现在我要呼吸新鲜的空气，必须主动打开窗户，享受阳光照射进来的温暖，同时感受外面的风吹雨打。

从封闭到开放，是一个充满变数的过程。我原来无忧无虑地待在自己封闭的王国中，如同一个年龄尚小的王子，没有风雨没有压力。妈妈就是国王，帮我做了许多本该我做的事情。

当我决定开窗透气时，迎面而来的第一件事就是离婚，我该如何对外解释呢？过去的我一定会坚持"不能说谎话，要告诉别人是前妻外遇，伤害了我"，我不惧别人笑我戴了绿帽，我还会觉得自己很勇敢，敢于说出真相；但现在的我，意识到对外开放，是要有选择地说别人想听到的解释，于是我告诉他们，我患上抑郁症好几年了，影响了整个家庭的关系，影响到孩子的成长，周围的人很自然地就接受了，内心很同情我。这让我体会到开放心态的精髓，就是要知道他人内心的想法，然后选择性地给予，与外界达成和谐。

以前的我总是以感受来衡量一切，我的心思敏感，爱憎分明，患上抑郁症后，我完全不由自主地沉溺到感受中，抑郁的感觉吞噬了我，现实生活完全由妈妈、妻子来包办。我独居后，即便想沉溺在感受中，因为要吃饭、要洗衣服，我不得不走入生活，让自己生存下来，我的理性苏醒了。

我买了一幅画想要挂在墙上，本以为非常简单，敲入两个钉子就可以了，但在实施的过程中，墙很松软，钉子不容易固定好，好不容易搞定了，发现钉子的间距和画的尺寸不匹配，重新来过，就这样，以为十分钟的活却干了两个小时。以前的我不屑做这些具体的活，做了以后，才知道说和做是如此不同。我坚持生活中具体的事情自己动手做，竟然有了很多快乐和成就感。

过去，我非常在意他人的评价，会刻意地做别人希望我做的事情，并用笑脸和讨好掩饰内心的不满。现在我能真诚接受别人的反馈，直面盲区，弥补不足，我不再害怕听到别人的反馈了，我依然在笑脸相迎，但心中知道我发生了根本的变化。

我读了很多书，谈起来头头是道，但在现实中处理事情，我远不如没多少文化的同事们，真可谓"世事洞明皆学问，人情练达即文章"。由知识到洞察是一个有心的积累，过去的我太急于显示自己的聪明，很少去用心看透一件事的真相，于是，经此觉察，我开始重新梳理我的知识体系，以活用为目标，知识不再是炫耀的工具。

现实中的事情如同缓缓流淌着的小溪，让我浮躁的心变得宁静下来。离开了妈妈的视野，我做事情不用顾虑许多，完成后不断总结，做事也不是为了得到别人的认可，而是为了提升自己的能力，所以更关注过程，静待花开。

我试图用意志力来改变自己对现实的扭曲认知，但是越读书越查找理论依据，认知越偏执；在做事的过程中，接受事情的反馈，扭曲的认知才得以调整。只用一个方法，多问"为什么"。这是咨询师在第一次咨询时告诉我的心理学核心知识，我发现我走出了自我世界，走入了他人的心灵。

比如领导让我依照他的意思来修改某个演讲稿，过去的我，觉得他的建议很平淡，但是又不能不听领导的，内心里泛着一股强烈的抵制之意，做得别扭，效果自然不好。现在，领导布置的事情，我会根据领导的个性特点来琢磨他为何如此做，我学习从他人的视角来获取和别人相处的能力，学会了尊重群体间的规律。我不由自主地诧异：过去的我为什么那么固执自大呢？

开放心态让我发生的最大变化，就是我由主观的轨道切换到了客观的轨道，过去自以为是的、随意想象的、主观武断的想法，在现实中纷纷破碎，我有了新的体验和想法，更加客观理性。我渐渐地由虚幻的我变成了真实的我，经过多次的咨询，我的内在真我被唤醒了，我咬着牙去做以前不想做不敢做的事情，一开始处处碰壁，反复失败，然而在挑战的过程中，我越来越认清自己只是一个普通人，不得不放下自己，接纳现实，我变得更加真实和轻松了。

第二个方面就是增强自己的能力。既然我要独立，没有实际能力我无法走得远走得久，没有能力就不得不依赖他人。

由关注外在能力到增补内在能力，由无能到有能，由局部到全局，由黑白到灰色，由低效到高效，由一片混沌到淬炼出精华，最终我走出封闭的理想世界，进入混乱的现实世界，在现实世界中历练，终于进入了我渴望的真实世界，随着能力的提升，我甚至有了艺术世界的美好感觉。

第三个方面是整体透视的格局。我非常清楚，当我认清了世界的本质，看到了自我的潜能，我就不再恐惧！

我的眼中能看到他人的存在，看见事物内在的本质，看到演化的过程，思维由点到线到面、由眼前到未来、由感觉到规律、由匮乏到成长、由寻求到创造……我的人生随之由麻醉人生、寻求人生、认知人生、透悟人生直到创造人生。

第四个方面是设置和策划。我要学会设置和策划，一开始会比较机械，但只要紧盯着目标坚持训练，从反馈中不断总结和提升，就能去芜存菁，拥有自由的思路和灵活的能力。

第五个方面是行动才能获得。我要前行，必须行动，在岸边看海和跳入海中游泳，感受是完全不同的。

我经历了由想到做的三阶段：过去是想想而已，然后找各种借口不做；后来开始做事，不求结果，只是做，摔倒了，爬起来继续做，这是不想只做的阶段；现在我处于做事并思索总结的阶段，我做对自我成长价值大的挑战之事，每一个动作都设置，根据结果反馈进行调整，事后总结提升，自己的能力处于螺旋上升中。

第六个方面是**创造我的新世界**。人的命运有两个走向，第一个是听天由命，第二个是逆天改命！

人生就是由三原色到多色彩的组合，我先学会运用单色，然后以三原色为基础，掌握混合配色的技能，就能创造出丰富多彩的世界。我懂得舍与得的权衡，由衷地放下自己，遵循内心的价值，耐得住无边的寂寞，只要守住内在的能力的财富，纵然生死变化无常，我也能创造出活着的意义，在新世界中就可以自由自在地翱翔。

这是一种多角度的尝试和总结，我并没有全部做到位，但是在实践的过程中，我的内心有了强大的力量，过去的一切真的可以过去了，我开启了新的人生。

# 第十三章

## 深层的关系让生命不再抑郁

此刻有谁在世上的某处哭，无缘无故地在世上哭，在哭我。

此刻有谁在夜里的某处笑，无缘无故地在夜里笑，在笑我。

此刻有谁在世上的某处走，无缘无故地在世上走，走向我。

此刻有谁在世上的某处死，无缘无故地在世上死，望着我。

——里尔克《沉重的时刻》

# 自我关系是一切关系的基础

我的关系如此糟糕，我还没有完成自我的强大，我距离我想要的关系还很遥远，但我深深地知道，我是多么渴望亲密的关系、灵魂的关系。我会加倍努力来获得这一切，我要孜孜不倦地用我所有的认知来一窥关系的奥妙，在关系中真正地复活。

里尔克，奥地利的诗人，他的诗歌充满孤独痛苦的情绪和悲观的虚无思想，但艺术造诣很高。敏感的我非常喜欢他表达出来的某种意象，每次读到《沉重的时刻》最后那句："此刻有谁在世上的某处死，无缘无故地在世上死，望着我。"都感觉在这世上，有一双眼睛，正死死地盯着我，内心的悸动无以言表。

人和自己，人和他人，人和自然，究竟是什么样的关系呢？咨询师说，一切关系都是自己与自己的关系，我爱你是因为你与我相似，而我爱自己；我恨你也是因为你与我相似，而我恨自己。梳理好自己与自己的关系，是处理关系的根本。离开自己而谈论他人是无意义的，关系是一座走向自己的桥，而不是一条走向他方的路。

处理自我关系，有三个步骤。

第一步是认识自己。

真正客观地认识自己很难，所以希腊德尔菲神庙门楣上镌刻着"认识你自己"，就是劝导人的神谕，鼓励人认识自己、成为自己。

"不思索"和"情绪化"可以让人长久地保持自身的盲区，没有任何的变化。不思索可以让自己不去想看不到的东西，情绪化可以让别人不再给自己真实的反馈，这样就可以心安理得了，把真实的自己和想象中的自己长期隔离，保证自恋的感觉，并且可以不为真相而改变。

无意识区本来就是漆黑一片，少有人愿意深入进去探索。但是，很多人有了无数认知碎片，就想当然地认为了解自己，不再探索内心了，这是无法做到内心光明的。

**第二步是成为自己。**

女人成为女人，男人成为男人，女人和男人之间的交往才是人与人之间的交往，否则就是两个没有灵魂的木偶在交往。

但女人很难成为真正的自己。中国传统文化对女人束缚了几千年，女人要三从四德，要嫁鸡随鸡、嫁狗随狗，要遵从男权社会的规则。如果女人顺从自己内心搞出点什么事情，就会产生罪恶感，觉得自己不守妇道了。社会要求女人必须脆弱，莎士比亚有一句名言："脆弱啊，你的名字就是女人！"女人如果没有内在觉醒，是很难成为自己的。

男人也很难成为自己。习俗的无形束缚要求男人不能脆弱，要强大到不能流眼泪，男人必须勇敢。做一个真正的男人是极其孤独的，群体中需要的不是真理而是共同的感觉，会强烈排斥异己。男人如果没有足够的能量撕破囚网，只能从众。

有一本书，名字就叫《脆弱的力量》。我们常常困扰于那些负面的经历和情绪，如脆弱、羞耻、恐惧和自卑，甚至认为正是这些不完美让我们深陷于疲惫，阻碍了我们的成长。但在作者布琳·布朗看来，正是我们自身的脆弱赋予我们力量，"在充满危机和不确定的路上，当自我拉扯、纠结、恐惧缠绕你时，人生不完美的'礼物'不期而至，拥有它们会让你全心投入生活，开启全心投入、全力去爱的人生吧！"

社会中的男人很难放下自己，这是男人的悲哀，"死要面子活受罪"。男人如同可笑的堂吉诃德，在骑士风度已消亡的时期仍然执着于骑士的优雅，在遍是乌合之众的现代，仍然在与风车战斗。男人把自我看得很重，不得不变得畸形可怕，而天使能够飞翔，是因为把自己看得很轻。

杀不死我的将使我更强大，人的强大就在于能够承受一切，继续向前，成为一个坚韧的人，一个不被命运击垮的人。

**第三步是成就关系。**

女为悦己者容，士为知己者死。人生难得一知己，千古知音最难觅。

真正的卓越者不会有太多的朋友，因为曲高和寡。卓越者多是形只影单，做事总是特立独行，甚至被人们称为怪胎。但若能有幸和这样的人成为朋友，就相当于打开了通往另一个世界的一扇窗，你会发现他的思想是那么深邃，他对现实的认识是那么深刻，他对未来形势的预判是如此精准，你不由得对他产生敬仰之情。

我找到的咨询师就为我打开了那扇窗，让我不再虚耗生命。我因和舒雅的关系破裂走进了咨询室，走出时我已经拥有了可以建立亲密关系的能力，相信我一定能拥有另一个舒雅。

在咨询室里，我知道男人和女人的关系模板来自早期的母子关系。如果不觉察和超越，成年后的关系就不可能和谐。大多数心理学家都认可，原生家庭对人的影响是持续终身的。但个体只要成长，储备有内在能量，就可以打破原生家庭的束缚，改写自己的命运。

人在亲密关系中可以重塑自我，透过爱触摸到生命里的温暖和自由！

亲密关系是人际关系，却不是普通的人际关系，它的品质远远高于普通的人际关系。所有在他人面前的完美伪装，在亲密关系里通通不会奏效。**我们在普通人际关系中未被满足的渴望，都可能在亲密关系中以苛求的形式表现出来。**

感觉被爱是人类最重要的需求，这个需求就像吃饭睡觉一样，相伴终身。我们会选择什么样的亲密伴侣，以什么样的方式跟对方相处，这都是由早年的亲子关系决定的。从亲密关系中可以探索自我，并疗愈过去，前提是有深入的内在觉察力。亲密关系是一面镜子，当发生冲突时，可以映照出自己的内心需求和模式；当获得爱时，可以增加自信和学会爱人。

亲密关系出现问题，咨询师不赞同急于寻找方法来改变，也不认为分手或忍耐可以解决问题。我们无法面对内心的恐惧和矛盾时，所做的一切决定效果都不好。即便分开，所有的注意力仍然在对方身上，而没有意识到自己的问题；即便在忍耐，可大多数时候还是忍无可忍；即便再找到伴侣，也会重复着上一段关系中的问题。

每个人的行为都受到思维支撑，我们没有办法去坚持自己都不相信的行动。只有深入的内在觉察，我们的思考才会回到自己身上，不再一味指责对方，或者急于苛责自己。遇到任何事情，都能多一个角度去看彼此的互动，也能更深刻地相互理解。

关系是一个模式，是由彼此互动产生或维持的。有时候改善亲密关系的路是很艰难的，让我们无数次想放弃，可是如果你能坚持下来，并知道自己坚持的目的和意义是什么，在突破什么样的局限，又在建立什么样的自我边界，这种迎难而上就是有价值的。带着这样的觉察，你会发现原来自己不仅有情感，还多出来一份理性，学会不受情绪掌控，不允许自己肆意而为，在更多的亲密关系的互动中，你不仅能看到对方，也能看到自己；不仅能理解自己，还能从对方的角度去理解自己。这时，那个紧绷的自己，时刻处于对峙状态的自己，就开始慢慢放松下来了。

**疗愈的力量源于与真实的自己相遇。**我们在关系中的变化，与自我和解，谁先谁后，很难分清楚，它们经常一同出现。你会发现自己正柔软地浸泡在生活里，能自由付出爱，也能轻松地享受被爱，似乎身体的每一个细胞都在重获生机。

反思过去，我没有过真正的亲密关系，但是正因为没有过，才有更强烈的渴求。我明白，过去我没有自我，在所有的关系中我都是畸形的，有自我，才有边界，有边界，才有深情和融入。我和舒雅的关系中，我在寻求慰藉和满足，而没有付出深情，这是导致她离开我的真正原因。在这段关系中，我所有的深情不过是一种渴望罢了。借助咨询，我真正认识到，独立才有真关系，理性方可多受益。

## 看到对方，感受关系的美妙

我和咨询师探索如何建立亲密关系时，咨询师给我推荐了一对作者，让我结合自己的经历去从中找寻答案。他们是麦基卓和黄焕祥，他俩以自己为标本，撰写了《懂得爱，在亲密关系中成长》一书，对亲密关系的建立提出了极富创造性的工具。工欲善其事，必先利其器，君子性非异也，善假于物也。如何通过工具来达成深层的亲密关系呢？这正是我急于想知道的理论。

这个工具是一张亲密关系的路线图，让人们学会懂得生命，懂得爱。关系有五个阶段，是螺旋上升的，包括浪漫期、权力争夺期、整合期、承诺期和共同创造期。我阅读完，有了三点体会：首先，知道任何关系都有发展规律，就不会抱有幻想，毕竟都要经历权力争夺期；其次，如果一段关系没能走完过程，就无法品尝到共同创造期的美妙；最后，从每段关系中都要有所反思和成长，否则再开启一段关系仍然难突破权力争夺期。我和咨询师分享我的体会，咨询师非常认可，并给我讲了一个非常形象的故事。

两个刺猬由相爱到结婚到冲突到共同孕育宝宝，靠得太近，刺会扎痛对方，离得太远，关系就断了。这就像我们人类，每个个体都带着固有的三观，共同生活的时候，必然会产生冲突，如何建立亲密呢？故事是这样发展的。两只刺猬相爱了，它们嘴对嘴亲热着，共享一颗松果，每天只是面对面地看着对方，完全沉浸在美好的爱情中，根本没有看到对方身上的硬刺，这是浪漫期。不久它们决定结婚了，第一次睡在同一张床上，突然意识到，彼此是那么难以接近，稍想亲热就会刺到对方，或被对方刺到。它们开始抱怨对方，把责任推诿给对方，却看不到自己身上也带着刺。于是，它们开始要求对方听从自己的指令，包括彼此的距离、接触的频率、呼吸的节奏以及各项生活方式。如果对方没有听从，那么就要被指责为不负责任的配偶。它们的争吵十分激烈，而成家立业的责任和本能又促使它们必须想方设法地接近对方，可接近的后果又是疼痛与无法自控的指责、操控，于是关系就走到了岔路口。一条路是结束亲密关系，要么分手，要么同床异梦，要么各自为政；另一条路是深化亲密关系，这就是权力争夺期发生的事情。两只小动物争吵了很长时间，终于累了，不愿再继续这样了，伤害让它们开始疏远对方，但也因为远离而冷静下来，产生了调整和改变的想法。于是，它们再一次以面相对，不是嘴对嘴亲热，而是用自己的语言交流，通过对方的表达，试着接纳对方，并一步步认清自己的本来面目。有了接受也就有了新的感受，这就是整合期。它俩自然地进入到第四个阶段承诺期，它们知道彼此是同类，身上都有刺，于是都笑了，并认为过去的那种争吵简直是一个幼稚的玩笑。它们都转过身来，相互摩擦着全身的刺，与以往不同的是，过去的那些关于亲近、冲动、疏远和疼痛的经验，都化为了它们之间的默契。因此，它们的配合相当顺利，用了很少时间，它们就为彼此创造了亲近的空间，如果有哪根刺再扎到对方，它们也会相视而笑，然后接着磨合……共同的美好感觉让他们急迫地跨入了第五个周期——共同创造期。最终，它们达到了彼此相互包容，熟悉了对方以及自己身上的每一根刺，避开伤害，成为一个完整的体系，一对真正的夫妻，并孕育了下一代。

亲密关系图中自我的成长是一条暗线，如果没有自我的成长，周期时时都可能中断，连一个螺旋上升的周期都难以维持。

浪漫期的本质是什么呢？因为不了解，所以才浪漫！我给你看你想看的，你只接受你想接受的。在浪漫期，我们爱上的其实是自己"想象中的对方"，并非真实的对方，我和舒雅魂牵梦萦的爱其实是特殊的浪漫而已。

浪漫起源于人的存在性焦虑，这是人性最基本的元素。因为人一出生，就能觉察到自己在走向死亡，对死亡的焦虑、对世界的疑惑、对未知的恐惧等都在潜意识中埋伏着，一旦有个诱因就会暴露出来。所以我们要忙碌，要思考人生的意义，要创造文明、现代科技、工作等，来对抗存在性焦虑。

在我们还是孩子的时候，并不会意识到父母也是脆弱的个体，我们会认为他们是无所不能的"照顾者"。延续着这孩童时期的认知模式，我们会对未来、爱情等产生憧憬和幻想，认为会有一个"外界的某人"来弥补我们人生的遗憾和不完整。或者是有那么一个人，可以帮助我们达成我们想要的人生，否认人"孤独"的本质。我们会自然地对爱情充满了憧憬。

一旦剥去光环，真实呈现出来，权力的游戏就开始了。在所有关系中，只要有足够的相处时间和经历，就会开始看见对方的本质。这世上，完美的伴侣根本不存在，与自己同住的是有特殊怪癖、欲望和习性的人，于是就试图改造对方，希望对方变成自己期待中的那个人。其实也可以选择接纳真实的对方，前提是自己是独立的，有足够的安全感，否则必然进入权力争夺期。

个体常常试图消除过去的不愉快经验，比如，某个人在童年常被殴打、虐待，可能会想找一个人来保护自己，于是一直试图控制配偶，不让对方爆发怒气，害怕他可能像暴虐的父亲一样，控制的动机是为自己寻找安全感，出于过去的经验而想控制现在，但这种错觉只会制造问题。试图控制配偶时，就会把对方物化，真的把他当成虐待成性的父亲，在这种情形下不可能有安全感；结果不但无法控制过去的父亲，又没有把现在的丈夫当成真实的人。

关系的变质并不是一开始就是这样的，它往往起步于温和的开端。

一般说来，权力争夺期开始于温和的劝告，催促对方稍做改变。"如果你留这种发型，就会更英俊"，意思其实是"如果你改变外观，就更符合我内心的理想男性的缩影"。伴侣当然不会照单全收，而是坚持保有自己的原貌，于是改变伴侣的期待受到挫败，温和的劝告升级为激烈的争吵，态度强硬起来。

首先是宣战。伴侣如果一直在一起，隐秘的控制方式就会逐渐变成重复的冲突模式，有时会毫无保留地宣战。人常常不愿接纳伴侣的独特性，坚持要对方符合自己内心的形象，以满足内在的不安全感，于是开始责备、抱怨，试图把伴侣推入设计好的角色；如果不愿接受已知的事实，就会一直试图控制对方，而不是面对彼此，进而接纳，产生亲密感。伴侣仍被当成物化的形象，整个过程就像小孩试图利用父母对抗基本的不安全感。争夺权力的伴侣间其实没有对话，而是全心攻击和防卫，当防卫过强时，就不可能产生亲密。在这个阶段，伴侣会隐身在角色和义务背后，以内疚、责备和防卫行为激起冲突。

宣战的同时又揉入了殷勤的期望，其实权力争夺中包含对他人和自己的期望，如果采取道德立场，期望就会混杂自以为是的主张。期望本身其实无关对错，也没有破坏性，事实上，通过双方同意的期望，能使关系扎实地成长。当一方试图用期望来控制或支配另一方时，才会造成问题。

权力争夺期是无法避免的，也没有什么不好，它能令人兴奋，借以激发内在的力量，让两个人更富有激情。能不能面对和接受冲突，决定着权力争夺的结局，其中保有理性是关键。冲突是一个让我们学习彼此想法的机会，我们可以在冲突当中发现对方平时没有展现的一面。冲突会产生一定程度的破坏，但只有破坏才能产生新的变化、新的秩序。只要双方承诺在冲突时不要"抽离"或"冷漠"应对即可。

戴维·菲茨帕特里说："在关系中能学到的最深的人生功课，就是你不能拥有任何人。"权力争夺是建立深度关系的一个坎，过去了是门，过不去就叫坎，也是关系变化的分水岭。想拥有意义重大的关系，其代价就是痛苦。内在的痛苦会开启通往灵魂底层的管道，愿意在别人身上付出真情实意的人，才能拥有成熟、深入的关系。个体只有达到成熟的层次，才能拥抱生活的艺术，获得高品质关系。

跨越权力争夺期的人，真正认识到他人是另一个不同于你的人，整合期就开始了。

整合是对伴侣有真实的认知，接纳每一个人的成长都值得尊重和理解，个体放弃"一定要正确"的需求，并且对伴侣的想法和感受好奇，双方更愿意呈现真实的状态和脆弱。整合期体现为分享、深入了解、相互理解。

"我也有刺呀！"是一个醒悟，不是因为吵烦了、打累了，而是意识到了自己在冲突中也担负着责任。自己拥有安全感，就不用控制对方来获得安全感，整合期的融合就会快速进行下去。

当生命的喧嚣静止下来后，两个生命融合成一个整体，自然就有了信任下的承诺。伴侣们会彼此郑重承诺，在对自己害怕或困难之事进行探索时，仍然留在关系中，相互支持和陪伴。因为对对方有了更深刻的认识，对对方的期待也变得更实际，新的亲密感与信任感就产生了，并可放心地兑现彼此的真情，承担相应的责任，一起前行。

跃入到人性最渴望的灵性阶段，关系的浪漫落到实处，就是共同创造期，真正的浪漫期。

通过相互陪伴，两人在关系中培养出了解、爱、成长、创造力，浪漫变得具体化，循环再次开启。

情到深处的人不再孤独，爱到深处的人不再纠结。

爱是人的本性，被爱是一种幸福；爱人也是本性，付出更是幸福。而孤独让爱、被爱变得更加完整，我们只有与孤独相遇，与孤独和解，才能真正珍惜爱的存在。我们都会犯错，都不完美，但因为有爱，你的缺口我来补，我的缺口有你填，我们共同组成一个圆圈，愉快地飞驰在人生的跑道上。

# 不再沉溺于纠缠的关系

我万万没有想到，咨询师竟然说："亲密关系的开始是背叛，是杀戮。"不过咨询师的解释让我信服，确实如此，背叛意味着自我的成熟。关系的品质与自我密切相关，无自我的所有关系都是纠缠的关系，有自我的所有关系都是不同层次的亲密关系。

如果在我的生活中没有对旧我、对妈妈等的背叛，我可能永远都会陷在纠缠扭曲的关系中不能自拔，直到窒息的我用抑郁的方式结束掉自己。

咨询师明确地说："过去你之所以无法成为自己，是因为你的背后隐含着软硬兼施的控制关系。"

我的家里，有谁鼓励我离开吗？没有，尽管我已经成家立业，仍是在爸爸妈妈监管、照看下过日子，离异后，更是回归到原生家庭中。我打算独立，妈妈死活不肯让我搬出家，爸爸也是极力阻拦。好在有咨询师的支持和鼓励，我找到了力量，有了自我的成长，抑郁在一步步地离我而去。

一个健康的关系，是两个完整个体的关系，他们的内在饱满，很清楚自己要什么，可以给予什么。有时，我还像一个孩子，想从父母那里获得爱，那是我当孩子时没有获得的满足，我执着于此。

咨询师和我深入分析我和妈妈的关系，我认识到妈妈惯用指向我的责任、我的内疚、我的恐惧等各种方法，控制我屈服于她的意志之下。妈妈常说"你不爱我，我就……""你就应该这样……""这是你的过错……"之类的话，或者通过哭、不吃饭、不理我等手段，让我感到害怕、内疚。

妈妈执着地用死缠烂打的控制来呈现她的爱，我想不明白，爱不是连母鸡都会的本能吗？怎么作为高等生物的人，反而不会呢？咨询师说这有着深远文化背景的影响，几千年来重男轻女，女性一直处于社会的底层，有着浸入骨髓的不安全感。德国哲人埃克哈特·托利认为，无数女性有一个深重的"痛苦之身"。这份痛苦需要有人分担，于是当有了孩子，妈妈会把痛苦淋漓尽致地投射到孩子身上，如此一来，孩子对她就具有特殊价值——自身痛苦的承受器。她会紧紧抓着这个孩子不放，将孩子视为"我"的一部分，看不见孩子就会感觉到自己仿佛不存在了，一旦孩子离开了自己，她自身的痛苦就无处投放，就会觉得痛不欲生。很多时候，妈妈会给孩子窒息般的爱，这会导致孩子和妈妈不能分离；但还有很多时候，一个妈妈之所以能特别纠缠住一个孩子，恰恰是因为这个孩子获得的爱比较少，内在匮乏，一直渴望能够弥补，妈妈的控制就有了着力点。一个孩子获得的爱越少，他能获得父母关注与认可的方式就越缺乏，而方式越缺乏，他就对自己能获得关注与认可时的方式越执着。最后他发展出一个认识——我只能通过这种方式获得关系，我只能在使用这种方式时不会孤独，我只能在使用这种方式时不必那么恐惧……

如此一来，一个矛盾就形成了。父母给予一个孩子的爱越多，这个孩子就越有底气，这也意味着，这个孩子越不容易受父母控制。父母给予孩子的爱越少，这个孩子越容易被控制。爱的最低境界就是将另一个人变成自己的意志延伸，将他的存在抹杀。

我和咨询师的探讨，让我看到了人性的深渊，母亲的邪恶！尼采曾在他的《善恶的彼岸》一书中说过："与恶龙缠斗过久，自身亦成为恶龙；凝视深渊过久，深渊将回以凝视。"我感到不寒而栗。

深渊里，我看到我的家庭里弥漫着无法言说的暧昧之情，这种暧昧掩饰着可怕的精神乱伦。其实在现实中这种情况极其常见，甚至敢于明目张胆地表白，比如"女儿是爸爸的贴心棉袄""儿子是妈妈的前世情人"等，背后深藏着乱伦的欲望，尽管没有直接的性关系，但搂抱、亲吻、睡在一张床上等，都是间接的性表达。

乱伦是文化中的一个禁忌，之所以要明令禁止，恰说明存在的概率很大。

而精神上的乱伦，有更大的存在空间，妈妈对我的纠缠就是如此，我不忍直视，但不得不承认。

乱伦起源于家庭关系的错位。母亲是一位爱的施予者，她混淆了对伴侣的爱和对孩子的爱，把对丈夫的依赖寄托在孩子身上，扰乱了孩子心理和身体的成长，无意识让孩子替代了丈夫的职责。

错位的男孩在母亲身上释放着压力，一方面，孩子感觉到自己的伟大，可以取代爸爸对妈妈的爱，自己成了一个男人！另一方面，表达着对爸爸的愤怒，妈妈需要爱，但爸爸却抛弃了我们！同时，孩子也爱妈妈，他希望妈妈得到幸福、快乐，对于自己能够让妈妈得到爱和快乐而快乐着，自豪着！

亲子分离就如同戒毒或者孩子断奶一样艰难。功能缺失的母亲给孩子的爱并非孩子需要的爱，儿子和丈夫混淆了角色，母亲在心理上无法接纳其他男人，对儿子的爱纯得没有一点杂质，在现实生活中是无法找到其他爱的替代品的。

从精神乱伦继续深入下去，可以挖掘到一种更普遍的现象，就是惊心动魄的心理游戏关系。因漠视导致暧昧沟通而呈现出的一种疯狂旋转的双人舞，是一出无意识的自毁剧目。

心理游戏出自美国心理学家艾瑞克·伯恩创立的交互分析疗法。心理游戏就是两个人之间的暧昧沟通，会产生强烈的刺激，尽管这种刺激让人很痛苦，但又很过瘾，"痛并快乐着"。不知你是否有下面的感受："为什么我老是遇到这一类令人不快的事？""为什么在我身上又发生了这种事？""我想他应该和别人不一样，可是怎么……"你是否会因为事情不知不觉中演变成这样而惊讶，但同时又发现类似的事情以前也曾发生过，只是自己没有特别在意罢了？这种游戏关系在现实人际关系中比比皆是，最终的结局都不是太好，而且其过程痛苦无比，许多人一生受其侵扰，无法挣脱。既然如此，人为什么还要陷入这种游戏关系呢？这是一种强迫性重复，来自早年亲子关系的复制，而且痛苦会上瘾。

这种关系有三个最大的特点。

**一是漠视性**，就是不了解对方，按照自己的主观意志给对方贴标签。比如很多妈妈会认为孩子小，不会做事情，漠视孩子的能力和意愿，自己大包大揽，孩子就真的不会做事了。漠视还包括漠视他人的价值和尊严，漠视他人健康生存的权利，甚至漠视他人会为自己思考、行动的能力等。总之，就是没有把对方当一个人来看待。

**二是操纵性**。常用的操纵方法是指向恐惧、责任和内疚，以各种各样的形式单独出现或者组合呈现，让被控制的人形成无助感。

**三是重复性**。这种心理游戏中有无意识强迫下的循环，因无意识而难以把握，总是一而再再而三地发生着。

像电子游戏一样，心理游戏也有级别，一般分三级。第一级是社会可接受的程度，通常这是和不太熟识的人所玩的心理游戏，玩游戏的人会愿意把结果告诉自己社交圈里的人，结局常是憋屈、烦恼和愤怒。第二级游戏会带来明显的改变，因为结局里有强烈的负面感觉，但不代表会造成永久、不可弥补的伤害，常和亲戚、朋友、家人、同事等较亲近的人玩，结局比第一级严重，比如离婚、离职、朋友间不再往来等，且不希望让周围人知道这些不好的事。第三级游戏是最严重的，将人生当作扮演心理游戏的舞台，导致出现严重后果，比如进医院、上法庭，甚至在殡仪馆告别。通常，此种程度的游戏都包含了生理上的伤害，如药瘾、谋杀、强奸等。

心理游戏注定是一个不好的结局，如何早点从游戏中退出来，关键在于自我成长，脱离控制和重复的命运圈。自我成长之后，有能力建立真正的人际关系，就不会依靠痛苦的游戏关系来找存在感；自我成长之后，有他人思维，就没有了漠视的土壤；自我成长之后，会平等待人，控制手段自然无用武之地。

各种深层的纠缠关系中都有心理游戏的成分。掌握了工具，再看我和妈妈的关系正是心理游戏关系，她漠视我、控制我，我漠视她、控制她，如果按照原来的轨道发展下去，我是必死无疑的。正因为我通过咨询，有了自我成长，主动坚决地退出家庭，打破了心理游戏的重复，才扭转了自身的命运。当然我和舒雅的关系也是心理游戏，因为舒雅自我强大，所以她主动退出了。

真相真让人难堪，看似要死要活的爱情，原来都是心理游戏的各种版本。好在我看透了关系的本质，我决心在关系中不再暧昧，不再重新跌入心理游戏之中，我想要真正的亲密关系，不管过程多么难，我坚信我一定能得到！

## 灵魂的关系如此真切

灵魂的亲密关系是由自我出发到另一个自我的旅程，通达到灵魂深处。

两年来我的转变有如新生，我在穿越现实的历练中获得了处世的能力；我在人性的纠结中学会了挣脱束缚，形成新的能量；我在重塑真自我的过程中，找回了自己；但遗憾的是我渴望的深层关系还未获得。我和咨询师之间的关系，对于我来说，算是深层关系，因为他非常了解我、接纳我、尊重我，但这是单向的职业关系，咨询结束后，我必须要把这种关系移植到我的现实生活中，和另一个人，抑或是两三个人，建立起这种深层的关系。

这是我新的征程！

我们生活在一个心与心缺乏联结的时代，处处拥挤着内心极度疏离又渴望相亲相爱的男女们。只有当我们生活在与他人的联系中时，我们才知道自己是单独的个体；只有当我们将他人从自我中分离出去后，我们才能真正体验到关系。

心理冲突是关系纠缠扭曲导致的结果，是饱受心中留存的与他人痛苦交往回忆折磨的结果，是满足自己需求的努力遭遇失败的结果。总之，当个体被他人贪得无厌或不恰当的需求折磨的时候，或者对他人的回应不客观的时候，就会产生冲突，冲突是关系不和谐的体现。没有人能够满足你的全部需要，你必须学会成长，修复你内在的小孩。

亲密关系以真实的自我做根基，在双方都舒服的关系中完成个人的成长和自我实现。理论上来说，健康的亲密关系是由两个具有强大自我、人格独立、情感成熟的人建立的关系。"自我"强大，有底线和边界；人格独立，不会依附、控制、讨好他人；情感成熟的人能付出爱。但你不能去要求别人和改变别人，所以现实层面上，你只能先认识自己，做好自己，才有建立亲密关系的资本。亲密关系是真爱的基础，其本质是自我关系。

关系如同一个有机体，灵魂关系是亲密关系的升级。

灵魂伴侣，也称为精神伴侣，指男女之间的关系不受肉体约束，而强调精神层面的交往。灵魂伴侣不是特定一个对象、一种关系，他随着我们的成长阶段而呼应显现，我们有多少喜悦和信赖，便呼应出同等频率的对象。

灵魂伴侣不一定跟我们终生不离，他的特质在于彼此心灵上的信赖和善解，好聚也好散，互相祝福。灵魂伴侣，什么话都敢谈！这是人内心极度渴望的关系，是由肉体到精神的跃升，是内心深处对自我完整的呼唤和渴求。

当初徐志摩在面对恩师梁启超责劝他不要离婚时，曾说："我将于茫茫人海中访我唯一灵魂之伴侣；得之，我幸；不得，我命，如此而已。"说得怆然，令人心动。

灵魂伴侣主要有两种，一是心灵层面的灵魂伴侣，相处就不只停留在肉体生活的浅，还涉及心灵层面的深。心有灵犀一点通，一个凝视、一抹微笑，对方都能心领神会，知之甚深。二是发展层面的灵魂伴侣，跟随着个体的成长需要而与时俱进地发展着。两人共同提升，若一方无法同步成长，会和平分开，各自前进。最终达成的是同一性的融合关系，让心和心共鸣。

存在主义心理学大师欧文·亚隆在《直视骄阳》中提出："我尽最大的努力去建立关系，为了达到这个目标，我决意以诚相待，不千篇一律或墨守成规，不掩饰自己，不炫耀自己的文凭、专业学位和奖项，不让自己不懂装懂，不否认自己也会被存在的困境困扰，不拒绝回答问题，不躲在角色后面。最后，不隐藏自己的人性和脆弱。"先在自身处修行，就可能遇到合适的灵魂，建立灵魂伴侣的亲密关系。

每一个人都是独特的，因此世界上只有两种人。一种是活出自己特质的人，一种是压抑了自己特质的人。你想要活出你的唯一、你的独特，你必然会叛逆、会反常规、会历尽艰难、会孤独、会寂寞、会彷徨无助、会坚强。灵魂伴侣就是那个和你一起进入生命真相中的人，他疼惜你的独特、你的叛逆、你的反常、你的艰难，他与你同喜共悲，错也和你一起，对也和你一起，彼此坚定地相互维护。我们都有这样的执念，渴望拥有灵魂伴侣，一旦相遇，彼此的寂寞与孤独就此消失。生命因此而完整，人生因此而起航。

爱是一场灵魂的相遇，千载难逢的概率。灵魂的真爱，让你不枉来人世间这一回。

但可悲的是，大多数人的一生，从未尝试过让自己这个生命成为传奇，从未活出那份独特，从未体验过上天的厚爱。也正因此，从来没有真正疼惜过自己这个独一无二的生命，更无法识别出自己的灵魂伴侣。多数的灵魂伴侣被关押在世俗的笼子里，或许你们已经相遇，却还不知道珍惜，还不知道释放生命的热忱，彼此吸引。

你的灵魂伴侣，从来不是因你的能力、才气、金钱、地位、成就而爱上你，也不是因为你的美貌、贤良、温柔而爱上你，而是因为你的独特和唯一，并愿意陪伴你、保护你，支持你的独特和唯一得以施展。真正爱惜你的人，即使不和你在一起结婚成家，也会努力帮助你绽放属于你的光彩。如果有幸遇见你的灵魂伴侣，好好珍惜。

如果你真正爱上了一个人，那一定是一场灵魂的相遇。如果不是彼此的灵魂认出了对方，真爱是不可能发生的。无论你所爱之人身在何处，是什么种族，有着怎样的信仰和生命背景，只要爱发生了，那就是发生了。爱是神秘高贵的，无论是一见钟情、日久生情，还是天涯海角的两地相思……只要你把你的真心放了进去，爱被什么样的容器装着并不重要。于是，所有人性深处的黑暗与伤口都被这真爱之光照亮。短暂的情史，抑或是白头偕老，对于真爱来说并没有任何区别。在浩瀚无垠的宇宙中，三天与三十年都是转瞬即逝的存在。最重要的是，真爱激起了你去爱人的能力，唤醒了你生命中被人所爱的价值感，疗愈着你心灵世界中的伤口。你在你所爱之人的身上，看到了你母亲的身影，看到了你父亲的身影，看到了你的身影，乃至看到了天使的身影。无论你看见了什么，请相信，真爱，都是为了协助你此生的命运，为了帮助你认识更深层次的自己，为了让你达成更高的生命意义，为了让你不枉来人世间这一回而存在的。

爱是最美丽的相伴，不要去问任何人爱是什么，只需要问问你自己的灵魂。你的灵魂知道爱什么时候发生了，灵魂存在的最高目的，就是为了体验真爱。

勇敢一点，再勇敢一点，去爱一个更高品质的灵魂，去经历一段看似不可能的爱情。用生命去冒险，用整个身体，去轻抚触碰这爱的波涛。也许会就此没顶，但更可能的结果是，因此真正地学会了爱。在相遇的瞬间，灵魂就交织在一起，仿佛是魂牵梦萦了几个世纪，穿越了时光的曲折，终于又见面了。

这是我的梦，也是我努力的方向，我从来没有想到过脱去抑郁的眼镜后，生活竟然是如此的亮丽，过去的悲哀似乎不曾存在过，我的生命感悟从此不同。

这本书详细记录了我的成长变化过程，涵盖了咨询师独创的内心冲突症体系精髓。我就是想告诉你，无论你处在什么样的沼泽之中，总有一条走出来的路在那里。你曾经的一切都是你未来的铺垫，你终会找到你想要的一切。

当我在无尽的黑暗中痛苦挣扎之时，总想着随时退出战场。咨询师早就看透了我的内心想法，他对我说："死很容易，活着很难。正因为你没有真正地活过，所以你很容易想放弃。如果决心要死，就先活出自己，然后再决定你的去留！"

有一部美剧《扪心问诊》，讲的就是发生在咨询室内的故事。来访者是一名飞行员，在伊拉克，他遵守上级命令，按动了按钮，炸死了许多无辜的百姓，当他得知真相，悔恨不已，几次选择自杀。咨询师一直在用心帮助他，可最后他还是自杀了。飞行员的父亲非常愤怒，状告咨询师是凶手，其实真正的凶手是这位父亲，因为他对来访者内心的高要求和不接纳，才促使飞行员一直无法从内疚中走出来。

咨询师为了我的生命，陪我一起上了战场，我的母亲曾多次找他质问、宣泄，施加压力。而我却一再想着退缩，把他一个人留在我的战场上，不管不顾他可能因我的退场而要承受的巨大风险。

如今，我已经有了足够的力量来成就自我，我不会让我的咨询师因我而倒下去！

我一直在追求着灵魂关系，而我终于找到了咨询师。我的不幸或许正是我的幸运，抑郁症让我结识到这位独特的咨询师，他就像一根燃烧的蜡烛，用自己的火种点燃了其他的生命。

咨询师真正唤醒了我的生命。母亲把我带到这个世界上，而咨询师帮我走上了成为自己之路。当我困厄在自己创造的虚幻世界中，我越来越抑郁；当我走向外面的世界，探索未知的领域，我超越了抑郁，超越了自我，变得快活、充实、饱满、有意义。他帮助了我，为什么不出书帮助更多的人呢？他完全有这种实力！随着对咨询师的深入了解，我找到了答案。他发现的这一套内心冲突症体系，如果不反复践行，是很难理解的，即便出书有几人能懂呢？手中明明握着能拯救灵魂的地图，却无几人相信，更无几人坚持到底。宝物在不识货的人眼中无异于废纸一张。

咨询师跟我谈起他亲身经历的两个故事，传递出深深的悲哀。

有一位律师的儿子，因父亲过度严厉而患上了强迫症。父亲潜意识中害怕孩子独立，挑战自己的权威，于是强行逼迫儿子放弃咨询，而儿子无力抗争，只得屈服，放弃了拯救自己的一个难得机会。他为了平衡自己的歉疚、委屈、不甘等复杂心情，试图在最后一次咨询时，多拖延一会儿，把卡里的费用消耗掉。这件事情对咨询师产生了巨大的冲击，他看着那个孩子慢慢地走出咨询室，看着一个年轻生命正在毁灭中，心痛到极点却无能为力。

还有一位女士因丈夫出轨来咨询，她当时决定要离婚，于是咨询师与其讨论了一些应对其丈夫的方法，这位女士把方法记录在手机中，却不敢去实施，并且还无意识中把咨询记录发给了丈夫。这件事情，看似是发错了，其本质是直接把咨询师抛到她前面挡枪，其丈夫看后要状告咨询师。这让咨询师感慨道："有时候真的无法去帮助那些内在很弱的人，因为帮助的结局就像东郭先生一样把自己给害了。"

我自己的咨询经历，让我能充分理解咨询师的不易和无奈。因为在艰难时，我想放弃，我怨恨咨询师，怨恨他让我看清楚自己，怨恨他不让我轻轻松松地脱离这痛苦的深渊；而我的母亲曾经多次给他施加过压力，如果我自杀了，我母亲也一定会把他告上法庭的。我向咨询师表达了自己的想法："你是一个陪别人上战场的人，打的是一场他人的战争，这些人中有勇士有懦夫也有逃兵，这条路太难走了。我们可以怨恨你，但你必须要面对这一切，独自承受，这是一种无法说出的隐痛。"

咨询让我有了人生目标，我要写书，写出自己经历体悟的精华。我知道这样的书极难写好，但我决心以自己的方式，用心写出来，毕竟书中的内容是真实发生过的，正在发生的，未来也会发生在一些读者身上。

咨询内在的原理非常复杂，复杂到很难用形象的语言和故事阐述清楚，我只好选择用白描的笔法记录下来。一千个读者眼中会有一千个哈姆雷特。不同的抑郁症患者，总会从书中找到自己的影子，只要你懂得抑郁路途中的关键标志。

在撰写这本书的过程中，我体味着钝刀杀人般无尽的痛苦和看不到一丝人生希望的绝望，体味着付出的艰辛和不知是否能走出来的无意义感，也体味到与咨询师灵魂关系的温馨气息。我想用自己的实例告诉你，想要活出自己，必须要打碎自恋，重新塑造一个自我，也就是带着一种不想存续下去的心意去进行自我决斗，这个过程是漫长的虫蛹蝶变。

只有经历才会懂得，只有懂得才会坚信，路就在那儿，只是一直没有找到而已。我庆幸我找到了这条路，我也祝愿与我相似的读者们能够早日找到属于自己的路径。

生命是用来享受的，而不是被辜负的。

不希望稀里糊涂地生活，即便碰得头破血流，也执着于真相的求取；不喜欢表层而虚伪的人际关系，即便时常处于凄绝的孤独和寂寞之中，也渴望拥有人与人最真挚的情感。生就的 AB 型性格，复杂又单纯，有一颗高贵的心但匹配着抑郁症的思维轨迹，这就是我，而不是其他人，能创造出内心冲突症体系的根本原因。

为伊消得人憔悴，我放弃掉多少休闲光阴，就获得多少成长时光；我错过多少次疯狂放纵，就享受到多少次巅峰体验；我失去了多少次世俗成功的机会，就抓住了多少条求取真相的绳索……孤勇坚持了很多年后，竟然是一悟百悟似的通透，最终描绘出一张完整的变幻地图。

我为了这个理想付出的太多太多，为伊憔悴也为伊迷醉，少有人能体会到不断探索的艰辛，也少有人能享受到巨大创造的喜悦。

多少次，在漆黑夜色中的感慨，望向未来模糊一片的不安，一个人独行的苦闷，夜半梦醒时分的寂寞，妥协念头的冲击，执着于空虚的无聊，茫然无绪的等待，生死线上的徘徊和尝试，看透而不得不沉默的凄凉，不确定的缠绕，被亲人误解的悲伤，被朋友嘲笑的苦涩……没有如此体验的人，是不会知道每一个字的重量和意义的，更是难以诠释其中的味道。

当我发现了抑郁症的真相后，开始拼命发声，但常如空谷回音，一次次归于沉寂，不得不感慨人世间知音稀少。但当看到一个个有缘的生命被唤醒，站立起来，奔跑起来，我内心的喜悦是无可替代的，原来承受的一切苦痛都值得了。

我找到的这把通往新生的钥匙，只送给真正想成长的人，而那些漠视自己生命的人，不能承受真相的人，我只好任由他们用自己的方式付出沉重的代价活下来。不是我无情，而是我不能做所有人的拯救者。

我找到了让我追寻一生的伟大使命，就是帮助那些值得帮助的人。

首先就是像我一样渴求生命品质的人。

我的生命里，曾有过一个亲人，他因为命运的凄凉整日里怨天恨地，声嘶力竭的背后，没有一点的经世之能，只想指挥别人成全自己的梦。他反向地影响到我，我绝不做这样的人。

为了真诚地生活，我付出了很多，即使清贫落魄；为了有尊严地生活，我拒绝低下高傲的头颅，即使遍体鳞伤。最终，我连本带利地得到回报，找回了自己，做回了自己，感受到抓住命运羽翅后腾空飞翔的快乐。

我的行动就是为了唤醒那些把自己放弃了的抑郁症患者。

抑郁症患者内心的苦楚无人能解，自身的梦想如沉重的十字架让人不堪重负，倒下后在无助中又拼命挣扎。虽然他们在选择上走错了路，但其自身并没有真正地生病，只是和命运玩生病游戏而已，却耗尽了自身能量。

内心冲突症体系就像显影剂，透视之下，让抑郁症患者的现在、前生、后世都显现出来，清晰无比。其未来发展的路径仅仅两条，一条是自毁，一条是自救。"伟大"的抑郁症患者，没有绝技可用，其自欺和欺人的暧昧都暴露在强光下，再也骗不了自己，也骗不了别人，只好夹着尾巴做一个普普通通的人。

我只会向那些想转身回头的抑郁症患者伸出最大的援手，因为一个内心觉醒的人才可以给予帮助，而不会被其利用和控制。

其次是只为求真相而存在的人。

一次偶然的机会，我结识到一位智者，他一直在执着求取事物真相，甚至被多次诋毁也不屈服。我们天南海北的对话，成就了一曲曲精神共鸣的和乐。这种精神层面的高山流水，一直有着独特的影响力，让我在精神备感孤独时却并不十分寂寞。

在他的强力影响之下，我终于求取到抑郁症的真相，并将这份真相奉献给更多渴求真相之人。

我从一个世界走向另一个世界，听懂了两个世界同一语言下的不同意义，搭建起一座相通的桥，让滞留在沼泽地的抑郁症患者借助桥梁回归正常生活。

再次是用心投入亲密关系的人。

当今的人际交往，大都是凭着感觉和套路，少有真正深层相交之人。因为亲密关系的经营，需要放下各自的防御，展露自我的恐惧，不怕受伤害，投入真心……可以说是在购买人生的奢侈品，太贵，很多人买不起，就买盗版货，于是浅层安全的交往方式就成了主流。我们渴望关系，却不敢经营关系，选择了活在感觉不到存在的存在中。

人生难得一知己，而抑郁症患者是不可能获得知己的，因为患者还没拥有自我，怎会有深邃的灵魂碰触？怎会有琴瑟相和的绝唱？拥有了自我，才能获得灵魂，拥有了灵魂，才能与另一个灵魂相遇。

看破虚幻，不再为抑郁所困。不管是亲子之情，还是情爱之欲，最真挚的人与人之间的情感才值得拥有。我的使命就是拥有一座独立而自由的小岛，那是一座超越了物质层面和自我层面的精神小岛。在岛上，和心意相通的知音们共同探索心理世界的奥秘，共享人生的美好，放弃名利地位的追求，笑看江湖转头空。这并非消极遁世也非超凡脱俗之举，而是真正地求取存在的本质和完美。

最后是为意义和价值而真正存活的人。

　　活在当下是一种成长后的现世回报，而不只是一个意愿就可以实现的。真正活在当下的人是极少的，人们不是忙于生计，就是忙于欲望，哪里还有余力去仔细端详天上的风云变幻，去用心聆听大自然的抑扬顿挫，更不用说，在精神的世界里任灵感涌现。当个体实现"我活我在"的境界时，生命的意义就如同清泉水，汇成河流在人生的山谷中奔腾不息。

　　有了内在的能量，生命才成为生命，而生命中的每一分每一秒都是自然的最大恩赐。

　　充分享受生命中的每一时刻吧！

2021年秋末冬初，一位好友推荐我去听一期心理讲座。我去的时候迟到了，只见一位高大俊朗、精神饱满的老师正在讲"描述行为，了解行为，预测行为，控制行为"。他说人们常常花费大量精力去描述行为，然后就开始操刀控制行为，而对于了解行为、预测行为投入较少，导致结果不尽如人意。老师并没有过多讲理论，而是强调心理学是探寻"为什么"的学问，是解决现实困惑的学问。他让听众提问题，通过对问题的解析来诠释理论。一位女士提到郑州"7·20"特大暴雨灾害后前夫借住在自己家里，随后发生了一系列令人烦恼的事情，求助于老师该怎么办。这位女士陈述得详细生动，但当老师问"对方为什么这样做？"时，她一脸茫然。然而老师根据她提供的素材，竟然把她前夫的所思所想清晰揭示了出来，而且合情合理，要知道她前夫并不在现场！我折服了，并记住了老师的名字：郭国旗。

我满心期待继续听了后续的课程。郭老师提到自己是"内心冲突症心理学"创始人，"内心冲突症心理学"是一个体系。出于图书编辑的职业敏感，我对体系两个字格外关注，因为从学术层面来说，成体系的内容才具有出版成书的价值。成体系意味着它全面、完整、深入、成熟、前后融会贯通、经得起现实检验。我竭力想从郭老师的话语中了解"内心冲突症心理学"，但是郭老师的讲课特点是寥寥数语讲一下原理和规律性内容，其余的时间留给听众提现实中的问题，在解答问题的过程中展示强大的洞察力。所以听完课我对于"内心冲突症心理学"仍是一头雾水。但是郭老师对现实问题精准透彻的剖析和解决让我知道，这个体系是个宝藏！

当时我虽然对心理学涉猎尚浅，但有两个基本看法：一是心理学知识太抽象了，太繁杂了，意识是黑洞一样的存在，真实的人性有无尽的可能，现实社会又如万花筒一般纷繁多变，在这三者汇成的浩如烟海的现象和知识中总结规律、形成体系，太艰难了！二是心理学中流派太多了，跟中医学很相似，百家争鸣，各个流派的心理学家都有自己独到的见解，形成各自的体系，这些体系相互补充，彼此促进，都在为心理学的发展贡献着力量。这些体系都是经历大量的现实积累才形成并流传下来的，我还没有接触过在世的能开创一个体系的心理学家。我对"内心冲突症心理学"有了强烈的一探究竟的渴望。

虽然课后我对郭老师已经佩服得五体投地，但是要开口跟他交谈，我还是不由自主地心生恐惧，因为在能看透人内心轨迹的郭老师面前，我觉得我的大脑宛如透明一般，一切都逃不过他的眼睛，虽然自己并没有不良心思，但是坦露内心是需要勇气的。我迟迟没有和郭老师直接交流，但郭老师的一些话语在我脑海回荡着，激起了我内心更久远、更深层的一些回忆。

大约 30 年前，我的一位初中老师的妻子因为抑郁症投河自尽。当时我尚未成年，人们对遗体惨状的描述，让我对死亡产生了深深的恐惧。自那以后，抑郁症这个名词刻在我心中，它的毁灭性和顽固性给我的震撼强烈到让我一有坏情绪就会担忧：我不会也那样惨烈地死去吧？参加工作后，发现周边熟识的抑郁者并不少见，有的出国前夕在家自缢身亡，有的持续服药十几年不能停药，有的小小年龄就被诊断为抑郁症……为什么抑郁症患者会自杀？为什么大众都觉得抑郁症患者没有自救能力？难道心病不能靠心药医吗？什么样的力量才能与自杀的力量抗衡？怎样让患者自己战胜抑郁？谁能写一本抑郁症自治的书呢？这些问题一直困扰着我，我内心清楚它们极难解答。因为抑郁症属于神经症，神经症是心理咨询师望而生畏的领域，依靠心理咨询治疗神经症谈何容易！现在"内心冲突症心理学"让我感到这些难题似乎有了答案。

2022年1月底，对答案的渴求战胜了我的恐惧，我鼓足勇气加了郭老师微信，诚恳地表达了"想给抑郁症患者一味心药，请他写一本自治抑郁症的书"的想法，没想到郭老师很快就回复了。于是，一个大雪初停的下午，我们交谈了两个小时，郭老师展示了"内心冲突症心理学"的体系框架，初步解答了那些一直困扰我的难题。我终于找到答案了！

送走郭老师，我看着他留下的"内心冲突症心理学"的介绍资料，越看越有似曾相识的感觉。这种似曾相识的感觉有点奇幻，我不知道是因为一种事物太美好而让人初次相遇就产生一种熟悉感，还是真的曾经相识。我突然想起我曾编辑过一部心理学书稿，那个书稿中有一章内容是咨询师与咨客的对话，那个咨客好像就是冲突症患者。于是我回到家立即开始找那本书。从事编辑工作20多年，我编辑过的书稿太多了，在书架上找啊找，翻啊翻，终于找到了那本有咨询对话的书，一看封面，宛如被闪电击中——主编赫然是"郭国旗"。

那是在2006年的春天，一家出版社邀请我编辑一部书稿，书名叫《心理与心理健康》，是中职院校的教材。交给我的原稿上并没有作者信息。审读过程中，我感觉这部书稿内容广博又充实，并且与以往的心理健康类教材相比，它不是各种心理学理论的堆砌，而是将浩瀚的心理学知识融通之后再以新面貌呈现出来。前面的内容我审读得非常快，因为我感到作者贴合现实社会的纷繁复杂共情了人们的感受和需求，将心理学理论表达得简明精准。到最后一章时，我遇到了难题。这一章介绍一个冲突症咨客的咨询过程，是我从来没有遇到过的全新内容。这一章的审读进行得非常慢，我经常在下班的路上还在思考咨客和咨询师的对话，其中一些用词给我留下了难以磨灭的印象。但这书稿中并没有需要与作者当面沟通才能解决的问题，所以我自始至终没有见到作者。现在才发现，原来我与郭老师在16年前就有过思想的交集。

郭老师将"内心冲突症心理学"这个伟大的创造自第一次出版后又打磨了16年，他的"向导"技能已经出神入化。但是在动笔之前，他还在绞尽脑汁思考：如何让抑郁症患者看懂这本能拯救自己的书？他太希望那些处于泥潭中的抑郁症患者及其家人能够早日吸取"内心冲突症心理学"的力量走出困境了。

为了跳出心理学理论的桎梏，为了让人看清抑郁症患者冲突＋防御的内心交锋，为了便于读者理解抑郁症从发生到消融那千回百转的心理轨迹，郭老师对写作形式做了精心设置。

他根据多年积累的咨询案例虚构了一位抑郁症患者，以患者为第一人称介绍咨询疗愈的全过程。患者虽然是虚构的，但是他身上所发生的一切——婚外恋、职场受挫、成长和求学过程中家长常犯的错误等，却都来自现实中的真实事件。当然，一个人身上不可能包罗引发抑郁的所有事件，但是患者的心理轨迹却是类似的：欲望与能力不匹配的折磨，生死抉择的艰难，自欺欺人的层层防御，不被理解的痛苦，积蓄内在能力的曲折……贴切传神的描写能够唤起患者的强烈共鸣。郭老师那天衣无缝的表达技巧将患者复杂微妙的心理展现得无比鲜活，读完你甚至会认为这本书的作者署名应该是患者！

我提出了一道最难的题，而郭老师给出了最优的解。

读完全书，相信读者会有意犹未尽的感觉，会希望这些充沛生动的内容能够继续在郭老师笔下汩汩流淌，会希望能持续感受字里行间隐含的对生命力跃升的召唤。在这里真诚分享我的感悟："内心冲突症心理学"的博大精深是文字和话语描述不尽的，它根植于现实，只有你心甘情愿地沉浸于现实，去经历，去体会，去思考，去感悟，才能看清它的真正相貌，才能发现它的力量，才能运用它化解生命中层出不穷的冲突，塑造幸福美好的人生。

"内心冲突症心理学"中蕴含着化解生死冲突的力量，它也终会焕发出影响世界的力量！

[1] 韦登 . 心理学导论 [M]. 高定国，译 . 北京：机械工业出版社，2017.

[2] 贝克 . 认知疗法：基础与应用 [M]. 翟书涛，等，译 . 北京：中国轻工业出版社，2001.

[3] 邓晓芒 . 中西文化比较十一讲 [M]. 长沙：湖南教育出版社，2007.

[4] 梅 . 爱与意志 [M]. 宏梅，梁华，译 . 北京：中国人民大学出版社，2010.

[5] 派里斯 . 一位精神分析家的自我探索 [M]. 方永德，等，译 . 上海：上海文艺出版社，1997.

[6] 凯利 . 彼得潘综合征：那些长不大的男人 [M]. 李凤阳，译 . 北京：北京联合出版公司，2012.

[7] 若米尼 . 战争的艺术 [M]. 盛峰峻，译 . 武汉：武汉大学出版社，2017.

[8] 塞利格曼 . 习得性无助 [M]. 李倩，译 . 北京：中国人民大学出版社，2020.

[9] 普瑞弗 . 大胆的女人 [M]. 熊婴，译 . 南京：江苏人民出版社，2008.

[10] 派克 . 少有人走的路 [M]. 于海生，严冬冬，译 . 北京：北京联合出版公司，2020.

[11] 弗洛姆 . 爱的艺术 [M]. 刘福堂，译 . 上海：上海译文出版社，2018.

[12] 马尔库塞 . 爱欲与文明 [M]. 黄勇，薛民，译 . 上海：上海译文出版社，2018.

[13] 赖希 . 法西斯主义大众心理学 [M]. 张峰，译 . 上海：上海三联书店，2017.

[14] 布朗 . 脆弱的力量 [M]. 蕈薇薇，译 . 杭州：浙江人民出版社，2014.

[15] 麦基卓，黄焕祥 . 懂得爱，在亲密关系中成长 [M]. 易之新，译 . 深圳：深圳报业集团出版社，2009.

[16] 伯恩 . 人间游戏：人际关系心理学 [M]. 张积模，江美娜，译 . 北京：北京联合出版公司，2022.

[17] 亚隆 . 直视骄阳 [M]. 张亚，译 . 北京：中国轻工业出版社，2015.

[18] 霍妮 . 我们内心的冲突 [M]. 李娟，译 . 武汉：长江文艺出版社，2016.

[19] 霍妮 . 我们时代的神经症人格 [M]. 刘丽，译 . 北京：台海出版社，2017.

[20] 霍妮 . 神经症与人的成长 [M]. 邹一祎，译 . 北京：台海出版社，2018.

[21] 皮尔斯 . 格式塔治疗实录 [M]. 吴艳敏，译 . 南京：南京大学出版社，2020.

[22] 弗兰克尔 . 活出生命的意义 [M]. 吕娜，译 . 北京：华夏出版社，2018.